Gröna Smaker 2023

En Plant-Based Kokbok för Hälsosam Matlagning

Anna Andersson

Innehåll

Traditionell indisk Rajma Dal 9

Röd bönsallad 11

Anasazi-gryta Med Bönor Och Grönsaker 13

Lätt och rejäl Shakshuka 15

Chili i gammal stil 17

En enkel röd linssallad 20

Medelhavskikärtssallad 22

Traditionell toskansk böngryta (Ribollita) 25

Beluga-linser och grönsaksmelange 27

Mexikanska kikärtstacoskålar 29

Indiska Dal Makhani 31

Skål Med Bönor I Mexikansk Stil 33

Klassisk italiensk minestrone 35

Grön Linsgryta Med Collard Greens 37

Grönsaksmix med kikärter 39

Varm böndippsås 41

Kinesisk sojasallad 43

Gammaldags lins- och grönsaksgryta 46

Indiska Chana Masala ... 48

Röd bönpastej ... 50

Brun linsskål ... 52

Varm och kryddig Anasazi bönsoppa ... 54

Black-Eyed Pea Salad (Ñebbe) ... 56

Mammas berömda chili ... 58

Krämig kikärtssallad med pinjenötter ... 60

Svart bönknoppskål ... 62

Mellanöstern kikärtsgryta ... 64

Lins- och tomatdipp ... 66

Krämig grön ärtsallad ... 68

Hummus Za'atar från Mellanöstern ... 71

Linssallad Med Pinjenötter ... 73

Varm Anasazi bönsallad ... 75

Traditionell Mnazaleh gryta ... 77

Röd lins paprikapasta ... 79

Stekt Wok Snöärter Kryddade ... 81

Vardags chili ... 83

Krämig Black Eyed Pea-sallad ... 85

Avokado fylld med kikärter ... 87

Svart bönsoppa ... 89

Beluga Linssallad Med Örter ... 93

italiensk bönsallad 96

fyllda tomater med vita bönor 98

Vinter black eyed pea soppa 100

Röda bönbiffar 102

Hemgjorda ärtburgare 104

Gryta med svarta bönor och spenat 106

Morot energibollar 108

Krispiga sötpotatisbarer 110

Bakade glaserade babymorötter 112

Grönkålschips bakade i ugnen 114

Ost Cashewnötter Dip 116

Paprika Hummus Dip 118

Traditionell libanesisk mutabal 121

Rostade kikärter i indisk stil 123

Avokado Med Tahinisås 125

Sötpotatis tartar 127

Rostad paprika och tomatdipp 129

Klassisk partymix 131

Vitlök Crostini I Olivolja 133

Klassiska veganska köttbullar 134

Balsamicobakad palsternacka 136

Traditionell Baba Ganoush 139

Dadlar med jordnötssmör 141

Bakad blomkålsdipp 142

Enkla zucchinirullar 144

Chipotle sötpotatis pommes frites 146

Cannellini bönsås 148

Kryddig bakad blomkål 150

Lätt libanesiskt toum 153

Avokado med kryddig ingefärssås 155

En blandning av kikärtssnacks 157

Muhammaradip med en twist 159

Crostini med spenat, kikärter och vitlök 161

"Köttbullar" med svamp och cannellinibönor 164

gurkrullar med hummus 166

Fyllda Jalapeño Bites 167

Mexikanska lökringar 169

Rostade rotfrukter 171

Indisk hummus dip 173

Bakad morot och böndipp 175

Snabb och enkel zucchini sushi 177

körsbärstomater med hummus 179

Svamp bakade i ugnen 181

Ostgrönkålschips 184

Hummusbåtar med avokado 186

Nacho fyllda svampar 188

Salladswraps med hummus och avokado 190

rostad brysselkål 192

Sötpotatis Poblano Poppers 194

Bakade zucchinichips 196

Autentisk libanesisk dipp 198

Veganska havreköttbullar 200

Båtar med paprika och mangosalsa 202

Kryddig broccolibuktor med rosmarin 204

Krispiga bakade rödbetschips 206

Rå blandad blåbärssylt 207

Grundläggande hemlagad tahini 209

Hemlagad grönsaksfond 210

10 minuter baskola 213

Pålägg av hasselnötschokladfudge 214

Cashew färskost 216

Hemlagad chokladmjölk 218

Traditionell koreansk Buchimgae 219

Traditionell indisk Rajma Dal

(Färdigt på cirka 20 minuter | 4 portioner)

Portionsstorlek: Kalorier: 269; Fett: 15,2g; Kolhydrater: 22,9g; Protein: 7,2g

Ingredienser

3 matskedar sesamolja

1 tsk ingefära, hackad

1 tsk spiskummin

1 tsk korianderfrön

1 stor lök, hackad

1 stjälkselleri, hackad

1 tsk vitlök, hackad

1 kopp tomatsås

1 tsk garam masala

1/2 tsk currypulver

1 liten kanelstång

1 grön chili, urkärnad och hackad

2 koppar konserverade röda kidneybönor, avrunna

2 koppar grönsaksbuljong

Kosher salt och mald svartpeppar efter smak

Vägbeskrivning

Värm sesamoljan på medelvärme i en kastrull; sautera nu ingefära, spiskummin och korianderfrön tills de doftar eller ca 30 sekunder.

Tillsätt löken och sellerin och koka i ytterligare 3 minuter tills de är mjuka.

Tillsätt vitlöken och fortsätt fräsa i 1 minut till.

Blanda resten av ingredienserna i en kastrull och höj värmen till att koka upp. Fortsätt koka i 10 till 12 minuter eller tills den är helt genomstekt. Servera varmt och njut!

Röd bönsallad

(Färdigt på cirka 1 timme + kylningstid | 6 serveringar)

Portionsstorlek: Kalorier: 443; Fett: 19,2g; Kolhydrater: 52,2g; Protein: 18,1g

Ingredienser

3/4 pund röda bönor, blötlagda över natten

2 paprika, hackad

1 morot, skalad och riven

3 uns av frysta eller konserverade majskärnor, avrunna

3 råga msk schalottenlök, hackad

2 vitlöksklyftor, hackade

1 röd chili, skivad

1/2 kopp extra virgin olivolja

2 matskedar äppelcidervinäger

2 matskedar färsk citronsaft

Havssalt och mald svartpeppar efter smak

2 msk färsk koriander, hackad

2 msk färsk persilja, hackad

2 msk färsk basilika, hackad

Vägbeskrivning

Häll de blötlagda bönorna med en ny byte av kallt vatten och låt koka upp. Koka i ca 10 minuter. Sätt till låg värme och fortsätt koka i 50 till 55 minuter eller tills de är mjuka.

Vänta tills bönorna svalnat helt och överför dem sedan till en salladsskål.

Tillsätt resten av ingredienserna och blanda så att det blandas väl. Smaklig måltid!

Anasazi-gryta Med Bönor Och Grönsaker

(Färdigt på cirka 1 timme | 3 portioner)

Portionsstorlek: Kalorier: 444; Fett: 15,8g; Kolhydrater: 58,2g; Protein: 20,2g

Ingredienser

1 kopp Anasazibönor, blötlagda över natten och avrunna

3 dl rostad grönsaksbuljong

1 lager

1 kvist timjan, hackad

1 kvist rosmarin, hackad

3 matskedar olivolja

1 stor lök, hackad

2 stjälkar selleri, hackade

2 morötter, hackade

2 paprika, urkärnade och hackade

1 grön chili, urkärnad och hackad

2 vitlöksklyftor, hackade

Havssalt och mald svartpeppar efter smak

1 tsk cayennepeppar

1 tsk paprika

Vägbeskrivning

Koka upp Anasazi-bönorna och buljongen i en kastrull. Efter kokning, öka värmen till en kokning. Tillsätt lagerblad, timjan och rosmarin; koka i cirka 50 minuter eller tills de är mjuka.

Under tiden, i en tjockbottnad gryta, värm olivoljan på medelvärme. Fräs nu lök, selleri, morot och paprika i cirka 4 minuter tills de mjuknat.

Tillsätt vitlöken och fortsätt koka i ytterligare 30 sekunder eller tills den doftar.

Tillsätt den sauterade blandningen till de kokta bönorna. Krydda med salt, svartpeppar, cayennepeppar och paprika.

Fortsätt koka, rör om då och då, i ytterligare 10 minuter eller tills allt är genomstekt. Smaklig måltid!

Lätt och rejäl Shakshuka

(Färdigt på cirka 50 minuter | 4 portioner)

Portionsstorlek: Kalorier: 324; Fett: 11,2g; Kolhydrater: 42,2g; Protein: 15,8g

Ingredienser

2 matskedar olivolja

1 lök, hackad

2 paprika, hackad

1 poblano paprika, hackad

2 vitlöksklyftor, hackade

2 tomater, mosade

Havssalt och svartpeppar efter smak

1 tsk torkad basilika

1 tsk röd paprikaflingor

1 tsk paprika

2 lagerblad

1 dl kikärter, blötlagda över natten, sköljda och avrunna

3 koppar grönsaksbuljong

2 msk färsk koriander, grovt hackad

Vägbeskrivning

Hetta upp olivoljan i en kastrull på medelvärme. När den är uppvärmd, koka lök, paprika och vitlök i cirka 4 minuter tills den är mjuk och smakfull.

Tillsätt tomatpuré, havssalt, svartpeppar, basilika, röd paprika, paprika och lagerblad.

Sätt elden på låg värme och tillsätt kikärtorna och grönsaksbuljongen. Koka i 45 minuter eller tills de är mjuka.

Smaka av och justera kryddorna. Häll upp shakshukan i separata skålar och servera garnerad med färsk koriander. Smaklig måltid!

Chili i gammal stil

(Färdigt på cirka 1 timme och 30 minuter | 4 portioner)

Portionsstorlek: Kalorier: 514; Fett: 16,4g; Kolhydrater: 72g; Protein: 25,8g

Ingredienser

3/4 pund röda bönor, blötlagda över natten

2 matskedar olivolja

1 lök, hackad

2 paprika, hackad

1 röd chili, hackad

2 revbenselleri, hackade

2 vitlöksklyftor, hackade

2 lagerblad

1 tsk malen spiskummin

1 tsk timjan, hackad

1 tsk svartpeppar

20 uns tomater, krossade

2 koppar grönsaksbuljong

1 tsk rökt paprika

Havssalt efter smak

2 msk färsk koriander, hackad

1 avokado, urkärnad, skalad och skivad

Vägbeskrivning

Häll de blötlagda bönorna med en ny byte av kallt vatten och låt koka upp. Koka i ca 10 minuter. Sätt till låg värme och fortsätt koka i 50 till 55 minuter eller tills de är mjuka.

I en tjockbottnad gryta, värm olivoljan på medelvärme. När den är uppvärmd, fräs lök, paprika och selleri.

Fräs vitlök, lagerblad, mald spiskummin, timjan och svartpeppar i ca 1 minut.

Tillsätt de tärnade tomaterna, grönsaksbuljongen, paprikan, saltet och de kokta bönorna. Sjud, rör om då och då, i 25 till 30 minuter eller tills den är genomstekt.

Servera garnerad med färsk koriander och avokado. Smaklig måltid!

En enkel röd linssallad

(Färdigt på cirka 20 minuter + kylningstid | 3 portioner)

Portionsstorlek: Kalorier: 295; Fett: 18,8g; Kolhydrater: 25,2g; Protein: 8,5g

Ingredienser

1/2 dl röda linser, blötlagda över natten och avrunna

1½ koppar vatten

1 kvist rosmarin

1 lagerblad

1 kopp druvtomater, halverade

1 gurka, tunt skivad

1 paprika, tunt skivad

1 vitlöksklyfta, hackad

1 lök, tunt skivad

2 msk färsk citronsaft

4 matskedar olivolja

Havssalt och mald svartpeppar efter smak

Vägbeskrivning

Tillsätt röda linser, vatten, rosmarin och lagerblad i en kastrull och låt koka upp på hög värme. Öka sedan värmen och fortsätt koka i 20 minuter eller tills de är mjuka.

Lägg linserna i en salladsskål och låt dem svalna helt.

Tillsätt resten av ingredienserna och blanda så att det blandas väl. Servera i rumstemperatur eller väl kyld.

Smaklig måltid!

Medelhavskikärtssallad

(Färdigt på cirka 40 minuter + kylningstid | 4 portioner)

Portionsstorlek: Kalorier: 468; Fett: 12,5g; Kolhydrater: 73g; Protein: 21,8g

Ingredienser

2 dl kikärter, blötlagda över natten och avrunna

1 persisk gurka, skivad

1 dl körsbärstomater, halverade

1 röd paprika, urkärnad och skivad

1 grön paprika, urkärnad och skivad

1 tsk delikatesssenap

1 tsk korianderfrön

1 tsk jalapenopeppar, hackad

1 matsked färsk citronsaft

1 matsked balsamvinäger

1/4 kopp extra virgin olivolja

Havssalt och mald svartpeppar efter smak

2 msk färsk koriander, hackad

2 msk Kalamata-oliver, urkärnade och skivade

Vägbeskrivning

Lägg kikärtorna i grytan; täck kikärtorna med vatten med 2 tum. Koka upp.

Öka genast värmen och fortsätt koka i cirka 40 minuter eller tills de är mjuka.

Överför kikärtorna till en salladsskål. Tillsätt resten av ingredienserna och blanda så att det blandas väl. Smaklig måltid!

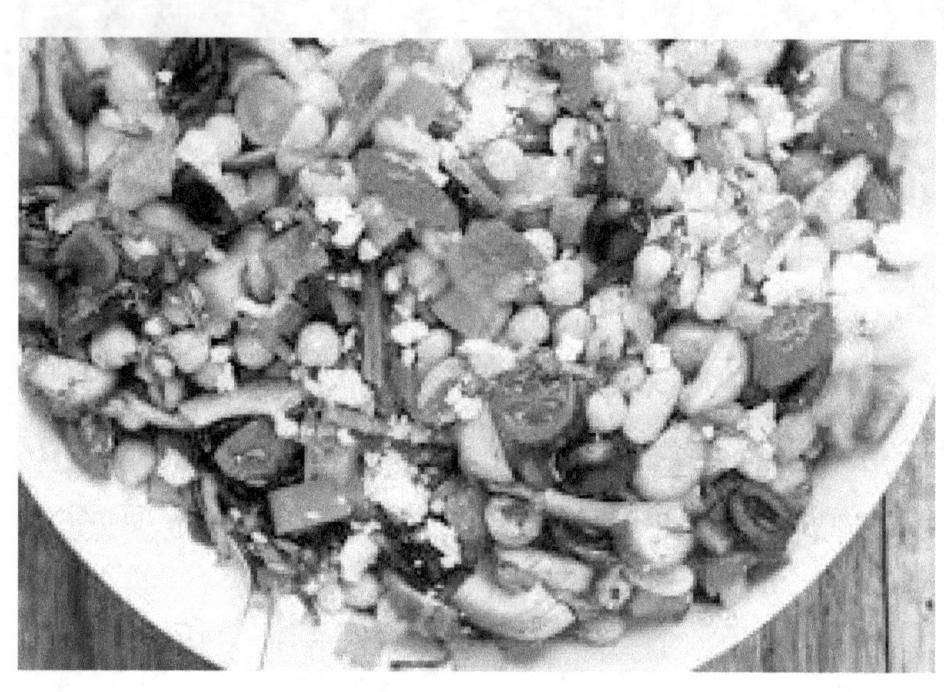

Traditionell toskansk böngryta (Ribollita)

(Färdigt på cirka 25 minuter | 5 portioner)

Portionsstorlek: Kalorier: 388; Fett: 10,3g; Kolhydrater: 57,3g; Protein: 19,5g

Ingredienser

3 matskedar olivolja

1 medelstor purjolök, hackad

1 selleri med blad, hackad

1 zucchini, tärnad

1 italiensk paprika skuren i skivor

3 vitlöksklyftor, krossade

2 lagerblad

Kosher salt och mald svartpeppar efter smak

1 tsk cayennepeppar

1 (28 ounce) burk tomater, krossade

2 koppar grönsaksbuljong

2 (15-ounce) burkar Great Northern bönor, avrunna

2 dl Lacinato grönkål, riven i bitar

1 kopp crostini

Vägbeskrivning

I en tjockbottnad gryta, värm olivoljan på medelvärme. Efter uppvärmning fräs purjolök, selleri, zucchini och paprika i ca 4 minuter.

Fräs vitlök och lagerblad i ca 1 minut.

Tillsätt kryddor, tomater, fond och konserverade bönor. Sjud, rör om då och då, i cirka 15 minuter eller tills den är genomstekt.

Tillsätt Lacinato-grönkålen och fortsätt koka, rör om då och då, i 4 minuter.

Servera den dekorerade crostinin. Smaklig måltid!

Beluga-linser och grönsaksmelange

(Färdigt på cirka 25 minuter | 5 portioner)

Portionsstorlek: Kalorier: 382; Fett: 9,3 g; Kolhydrater: 59g; Protein: 17,2g

Ingredienser

3 matskedar olivolja

1 lök, hackad

2 paprika, urkärnade och hackade

1 morot, skalad och hackad

1 palsternacka, putsad och hackad

1 tsk ingefära, hackad

2 vitlöksklyftor, hackade

Havssalt och mald svartpeppar efter smak

1 stor zucchini, tärnad

1 kopp tomatsås

1 kopp grönsaksbuljong

1 ½ kopp Beluga-linser, blötlagda över natten och avrunna

2 dl mangold

Vägbeskrivning

Värm olivoljan i en holländsk ugn tills den fräser. Fräs nu löken, paprikan, moroten och palsternackan tills den mjuknat.

Tillsätt ingefära och vitlök och fortsätt steka i ytterligare 30 sekunder.

Tillsätt nu salt, svartpeppar, zucchini, tomatsås, grönsaksbuljong och linser; låt sjuda i ca 20 minuter tills allt är genomstekt.

Lägg till mangold; täck och låt sjuda i 5 minuter till. Smaklig måltid!

Mexikanska kikärtstacoskålar

(Färdigt på cirka 15 minuter | 4 portioner)

Portionsstorlek: Kalorier: 409; Fett: 13,5g; Kolhydrater: 61,3g; Protein: 13,8g

Ingredienser

2 matskedar sesamolja

1 rödlök, hackad

1 habaneropeppar, hackad

2 vitlöksklyftor, krossade

2 paprika, urkärnade och tärnade

Havssalt och malen svartpeppar

1/2 tsk mexikansk oregano

1 tsk malen spiskummin

2 mogna tomater, mosade

1 tsk farinsocker

16 uns konserverade kikärter, avrunna

4 (8 tum) mjöltortillas

2 msk färsk koriander, grovt hackad

Vägbeskrivning

Värm sesamoljan på måttligt hög värme i en stor stekpanna. Stek sedan löken i 2 till 3 minuter eller tills den är mjuk.

Tillsätt paprikan och vitlöken och fortsätt koka i 1 minut eller tills det doftar.

Tillsätt kryddor, tomater och farinsocker och låt koka upp. Öka genast värmen, tillsätt konserverade kikärter och koka i 8 minuter till eller tills de är genomvärmda.

Grädda tortillorna och varva dem med den förberedda kikärtsblandningen.

Strö över färsk koriander och servera genast. Smaklig måltid!

Indiska Dal Makhani

(Färdigt på cirka 20 minuter | 6 portioner)

Portionsstorlek: Kalorier: 329; Fett: 8,5 g; Kolhydrater: 44,1g; Protein: 16,8g

Ingredienser

- 3 matskedar sesamolja
- 1 stor lök, hackad
- 1 paprika, urkärnad och hackad
- 2 vitlöksklyftor, hackade
- 1 msk ingefära, riven
- 2 gröna chili, urkärnade och hackade
- 1 tsk spiskummin
- 1 lager
- 1 tesked gurkmejapulver
- 1/4 tesked röd paprika

1/4 tsk mald kryddpeppar

1/2 tsk garam masala

1 kopp tomatsås

4 koppar grönsaksbuljong

1 ½ dl svarta linser, blötlagda över natten och avrunna

4-5 curryblad, till garnering

Vägbeskrivning

Värm sesamoljan på medelvärme i en kastrull; stek nu löken och paprikan i ytterligare 3 minuter tills de mjuknar.

Tillsätt vitlök, ingefära, grön chili, spiskummin och lager; fortsätt att laga mat, rör om ofta, i 1 minut eller tills det doftar.

Blanda resten av ingredienserna förutom currybladen. Öka nu elden till en koka. Fortsätt koka i ytterligare 15 minuter eller tills den är helt genomstekt.

Garnera med curryblad och servera varma!

Skål Med Bönor I Mexikansk Stil

(Färdigt på cirka 1 timme + kylningstid | 6 serveringar)

Portionsstorlek: Kalorier: 465; Fett: 17,9 g; Kolhydrater: 60,4g; Protein: 20,2g

Ingredienser

1 pund röda kidneybönor, blötlagda över natten och avrunna

1 kopp konserverade majskärnor, avrunna

2 rostade paprika, skivade

1 chili, finhackad

1 dl körsbärstomater, halverade

1 rödlök, hackad

1/4 kopp färsk koriander, hackad

1/4 kopp färsk persilja, hackad

1 tesked mexikansk oregano

1/4 kopp rödvinsvinäger

2 matskedar färsk citronsaft

1/3 kopp extra virgin olivolja

Havssalt och mald svart efter smak

1 avokado, skalad, urkärnad och skivad

Vägbeskrivning

Häll de blötlagda bönorna med en ny byte av kallt vatten och låt koka upp. Koka i ca 10 minuter. Sätt till låg värme och fortsätt koka i 50 till 55 minuter eller tills de är mjuka.

Vänta tills bönorna svalnat helt och överför dem sedan till en salladsskål.

Tillsätt resten av ingredienserna och blanda så att det blandas väl. Servera i rumstemperatur.

Smaklig måltid!

Klassisk italiensk minestrone

(Färdig på cirka 30 minuter | 5 portioner) .

Portionsstorlek: Kalorier: 305; Fett: 8,6 g; Kolhydrater: 45,1g; Protein: 14,2g

Ingredienser

2 matskedar olivolja

1 stor lök, tärnad

2 morötter, skivade

4 vitlöksklyftor, hackade

1 kopp armbågspasta

5 koppar grönsaksbuljong

1 (15 ounce) burk vita bönor, avrunna

1 stor zucchini, tärnad

1 (28 ounce) burk tomater, krossade

1 msk färska oreganoblad, hackade

1 msk färska basilikablad, hackade

1 msk färsk italiensk persilja, hackad

Vägbeskrivning

Värm olivoljan i en holländsk ugn tills den fräser. Fräs nu löken och moroten tills de mjuknat.

Tillsätt vitlök, okokta nudlar och buljong; låt koka i ca 15 minuter.

Rör ner bönor, zucchini, tomater och örter. Fortsätt koka under lock i cirka 10 minuter tills allt är genomstekt.

Garnera med ytterligare örter om så önskas. Smaklig måltid!

Grön Linsgryta Med Collard Greens

(Färdig på cirka 30 minuter | 5 portioner)

Portionsstorlek: Kalorier: 415; Fett: 6,6 g; Kolhydrater: 71g; Protein: 18,4g

Ingredienser

2 matskedar olivolja

1 lök, hackad

2 sötpotatisar, skalade och tärnade

1 paprika, hackad

2 morötter, hackade

1 palsternacka, hackad

1 selleri, hackad

2 vitlöksklyftor

1 ½ dl gröna linser

1 msk italiensk örtblandning

1 kopp tomatsås

5 koppar grönsaksbuljong

1 kopp fryst majs

1 kopp grönkål, riven i bitar

Vägbeskrivning

Värm olivoljan i en holländsk ugn tills den fräser. Fräs nu lök, sötpotatis, paprika, morot, palsternacka och selleri tills de är mjuka.

Tillsätt vitlök och fortsätt steka i ytterligare 30 sekunder.

Tillsätt nu gröna linser, italienska blandade örter, tomatsås och grönsaksbuljong; låt sjuda i ca 20 minuter tills allt är genomstekt.

Tillsätt fryst majs och grönkål; täck och låt sjuda i 5 minuter till. Smaklig måltid!

Grönsaksmix med kikärter

(Färdig på cirka 30 minuter | Serverar 4)

Portionsstorlek: Kalorier: 369; Fett: 18,1 g; Kolhydrater: 43,5g; Protein: 13,2g

Ingredienser

2 matskedar olivolja

1 lök, finhackad

1 paprika, hackad

1 fänkålslök, hackad

3 vitlöksklyftor, hackade

2 mogna tomater, mosade

2 msk färsk persilja, grovt hackad

2 msk färsk basilika, grovt hackad

2 msk färsk koriander, grovt hackad

2 koppar grönsaksbuljong

14 uns konserverade kikärter, avrunna

Kosher salt och mald svartpeppar efter smak

1/2 tsk cayennepeppar

1 tsk paprika

1 avokado, skalad och skivad

Vägbeskrivning

I en tjockbottnad gryta, värm olivoljan på medelvärme. När det är uppvärmt, fräs löken, paprikan och fänkålen i cirka 4 minuter.

Fräs vitlöken i cirka 1 minut eller tills den doftar.

Tillsätt tomater, färska örter, buljong, kikärter, salt, svartpeppar, cayennepeppar och paprika. Sjud, rör om då och då, i cirka 20 minuter eller tills den är genomstekt.

Prova och justera kryddorna. Servera garnerad med skivor färsk avokado. Smaklig måltid!

Varm böndippsås

(Färdig på cirka 30 minuter | Serverar 10)

Portionsstorlek: Kalorier: 175; Fett: 4,7 g; Kolhydrater: 24,9 g; Protein: 8,8g

Ingredienser

2 (15-ounce) burkar Great Northern bönor, avrunna

2 matskedar olivolja

2 matskedar Srirachasås

2 matskedar näringsjäst

4 uns vegansk färskost

1/2 tsk paprika

1/2 tsk cayennepeppar

1/2 tsk malen spiskummin

Havssalt och mald svartpeppar efter smak

4 uns tortillachips

Vägbeskrivning

Börja med att förvärma ugnen till 360 grader F.

Mixa alla ingredienser, utom tortillachips, i matberedare till önskad konsistens.

Grädda dippen i den förvärmda ugnen i cirka 25 minuter eller tills den är varm.

Servera med tortillachips och njut!

Kinesisk sojasallad

(Färdigt på cirka 10 minuter | 4 portioner)

Portionsstorlek: Kalorier: 265; Fett: 13,7 g; Kolhydrater: 21g; Protein: 18g

Ingredienser

1 (15 ounce) burk sojabönor, avrunnen

1 kopp ruccola

1 dl babyspenat

1 kopp grönkål, strimlad

1 lök, tunt skivad

1/2 tsk vitlök, hackad

1 tsk ingefära, hackad

1/2 tsk delikatesssenap

2 matskedar sojasås

1 matsked risvinäger

1 matsked citronsaft

2 matskedar tahini

1 tsk agavesirap

Vägbeskrivning

I en salladsskål, lägg sojabönor, ruccola, spenat, kål och lök; sätta i anslutning.

Blanda resten av ingredienserna till dressingen i en liten skål.

Klä salladen och servera genast. Smaklig måltid!

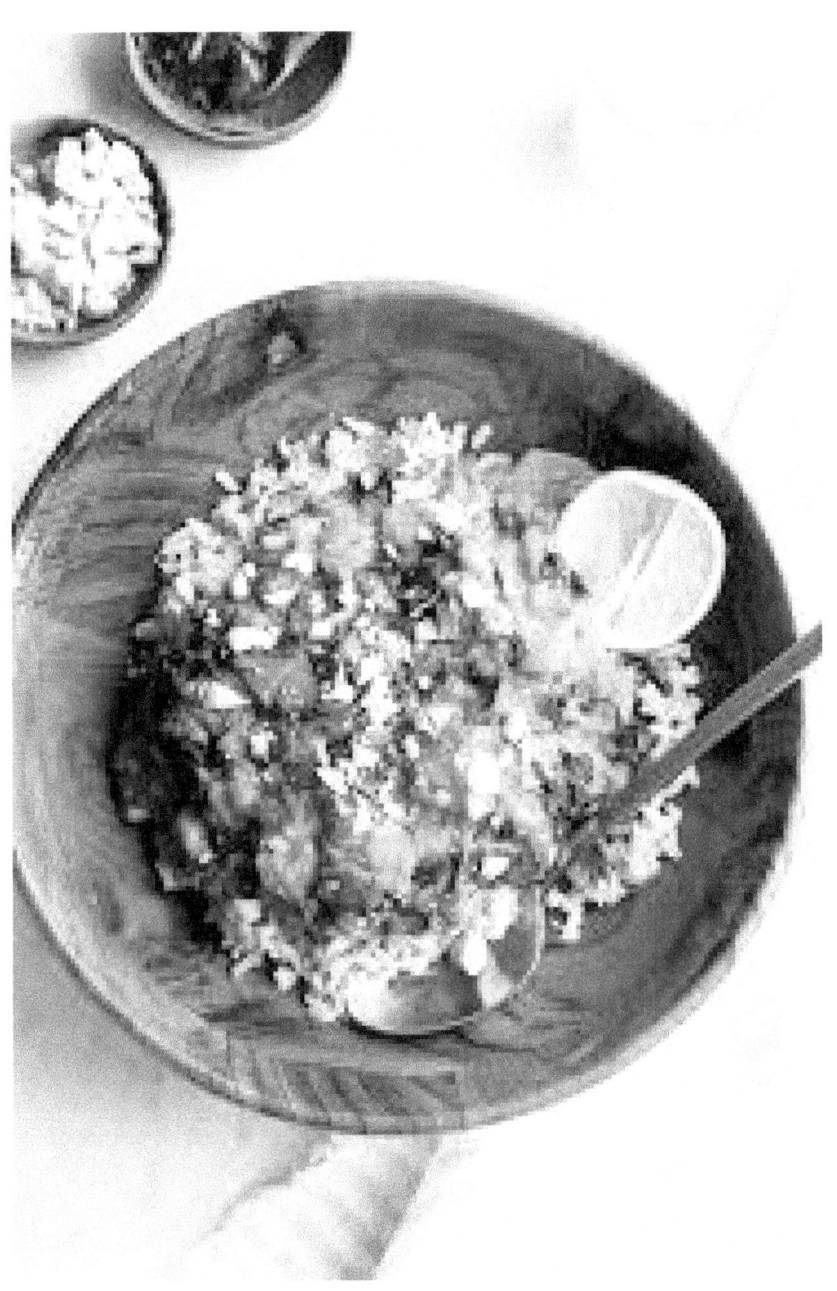

Gammaldags lins- och grönsaksgryta

(Färdigt på cirka 25 minuter | 5 portioner)

Portionsstorlek: Kalorier: 475; Fett: 17,3 g; Kolhydrater: 61,4g; Protein: 23,7g

Ingredienser

3 matskedar olivolja

1 stor lök, hackad

1 morot, hackad

1 paprika, tärnad

1 habaneropeppar, hackad

3 vitlöksklyftor, hackade

Kosher salt och svartpeppar efter smak

1 tsk malen spiskummin

1 tsk rökt paprika

1 (28 ounce) burk tomater, krossade

2 matskedar tomatketchup

4 koppar grönsaksbuljong

3/4 pund torra röda linser, blötlagda över natten och avrunna

1 avokado, skivad

Vägbeskrivning

I en tjockbottnad gryta, värm olivoljan på medelvärme. När den är uppvärmd, fräs lök, morötter och paprika i cirka 4 minuter.

Fräs vitlöken i ca 1 minut.

Tillsätt kryddor, tomater, ketchup, fond och konserverade linser. Sjud, rör om då och då, i cirka 20 minuter eller tills den är genomstekt.

Servera garnerad med avokadoskivor. Smaklig måltid!

Indiska Chana Masala

(Färdigt på cirka 15 minuter | 4 portioner)

Portionsstorlek: Kalorier: 305; Fett: 17,1 g; Kolhydrater: 30,1g; Protein: 9,4g

Ingredienser

1 kopp tomater, mosade

1 Kashmiri chili, hackad

1 stor schalottenlök, hackad

1 tsk färsk ingefära, skalad och riven

4 matskedar olivolja

2 vitlöksklyftor, hackade

1 tsk korianderfrön

1 tsk garam masala

1/2 tsk gurkmejapulver

Havssalt och mald svartpeppar efter smak

1/2 dl grönsaksbuljong

16 uns konserverade kikärter

1 matsked färsk limejuice

Vägbeskrivning

I en mixer eller matberedare, mixa tomater, Kashmiri chili, schalottenlök och ingefära till en pasta.

Hetta upp olivoljan i en stekpanna på medelvärme. När den är uppvärmd, koka den förberedda pastan och vitlöken i cirka 2 minuter.

Tillsätt resterande kryddor, buljong och kikärter. Slå på värmen till att koka. Fortsätt att sjuda i ytterligare 8 minuter eller tills den är genomstekt.

Ta bort från elden. Strö varje portion med färsk citronsaft. Smaklig måltid!

Röd bönpastej

(Färdigt på cirka 10 minuter | 8 serverar)

Portionsstorlek: Kalorier: 135; Fett: 12,1g; Kolhydrater: 4,4g; Protein: 1,6g

Ingredienser

2 matskedar olivolja

1 lök, hackad

1 paprika, hackad

2 vitlöksklyftor, hackade

2 dl röda bönor, kokta och avrunna

1/4 kopp olivolja

1 tsk mald senap

2 msk färsk persilja, hackad

2 msk färsk basilika, hackad

Havssalt och mald svartpeppar efter smak

Vägbeskrivning

Hetta upp olivoljan i en stekpanna på medelvärme. Koka nu löken, paprikan och vitlöken tills den är mjuk eller ca 3 minuter.

Tillsätt den stekta blandningen i mixern; tillsätt resten av ingredienserna. Mixa ingredienserna i en mixer eller matberedare tills det är slätt och krämigt.

Smaklig måltid!

Brun linsskål

(Färdigt på cirka 20 minuter + kylningstid | 4 portioner)

Portionsstorlek: Kalorier: 452; Fett: 16,6 g; Kolhydrater: 61,7g; Protein: 16,4g

Ingredienser

1 dl bruna linser, blötlagda över natten och avrunna

3 glas vatten

2 dl brunt ris, kokt

1 zucchini, tärnad

1 rödlök, hackad

1 tsk vitlök, hackad

1 gurka skuren i skivor

1 paprika skuren i skivor

4 matskedar olivolja

1 matsked risvinäger

2 matskedar citronsaft

2 matskedar sojasås

1/2 tsk torkad oregano

1/2 tsk malen spiskummin

Havssalt och mald svartpeppar efter smak

2 koppar ruccola

2 dl romansallat, riven i bitar

Vägbeskrivning

Tillsätt bruna linser och vatten i en kastrull och låt koka upp på hög värme. Öka sedan värmen och fortsätt koka i 20 minuter eller tills de är mjuka.

Lägg linserna i en salladsskål och låt dem svalna helt.

Tillsätt resten av ingredienserna och blanda så att det blandas väl. Servera i rumstemperatur eller väl kyld. Smaklig måltid!

Varm och kryddig Anasazi bönsoppa

(Färdigt på cirka 1 timme 10 minuter | 5 portioner)

Portionsstorlek: Kalorier: 352; Fett: 8,5 g; Kolhydrater: 50,1g; Protein: 19,7g

Ingredienser

2 koppar Anasazibönor, blötlagda över natten, avrunna och sköljda

8 glas vatten

2 lagerblad

3 matskedar olivolja

2 medelstora lökar, hackade

2 paprika, hackad

1 habaneropeppar, hackad

3 vitlöksklyftor, pressade eller hackade

Havssalt och mald svartpeppar efter smak

Vägbeskrivning

Koka Anasazi-bönorna och vattnet i en soppgryta. Efter kokning, öka värmen till en kokning. Tillsätt lagerblad och koka i ca 1 timme eller tills de är mjuka.

Under tiden, i en tjockbottnad gryta, värm olivoljan på medelvärme. Fräs nu löken, paprikan och vitlöken i ca 4 minuter tills den mjuknat.

Tillsätt den sauterade blandningen till de kokta bönorna. Krydda med salt och svartpeppar.

Fortsätt koka, rör om då och då, i ytterligare 10 minuter eller tills allt är genomstekt. Smaklig måltid!

Black-Eyed Pea Salad (Ñebbe)

(Färdigt på cirka 1 timme | 5 portioner)

Portionsstorlek: Kalorier: 471; Fett: 17,5g; Kolhydrater: 61,5g; Protein: 20,6g

Ingredienser

2 koppar torkade black eyed peas, blötlagda över natten och dränerade

2 msk basilikablad, hackade

2 msk bladpersilja, hackad

1 schalottenlök, hackad

1 gurka skuren i skivor

2 paprika, urkärnade och tärnade

1 Scotch Bonnet chili, urkärnad och finhackad

1 dl körsbärstomater, skurna i fjärdedelar

Havssalt och mald svartpeppar efter smak

2 msk färsk citronsaft

1 matsked äppelcidervinäger

1/4 kopp extra virgin olivolja

1 avokado, skalad, urkärnad och skivad

Vägbeskrivning

Täck de svartögda ärtorna med 2 tum vatten och låt koka upp försiktigt. Koka i ca 15 minuter.

Sätt sedan på elden och koka i cirka 45 minuter. Låt den svalna helt.

Lägg de svartögda ärtorna i en salladsskål. Tillsätt basilika, persilja, schalottenlök, gurka, paprika, körsbärstomater, salt och svartpeppar.

Blanda limejuice, vinäger och olivolja i en skål.

Klä salladen, garnera med färsk avokado och servera genast. Smaklig måltid!

Mammas berömda chili

(Färdigt på cirka 1 timme 30 minuter | 5 portioner)

Portionsstorlek: Kalorier: 455; Fett: 10,5 g; Kolhydrater: 68,6g; Protein: 24,7g

Ingredienser

1 pund röda svarta bönor, blötlagda över natten och avrunna

3 matskedar olivolja

1 stor rödlök, tärnad

2 paprika, tärnade

1 poblano paprika, hackad

1 stor morot, skalad och tärnad

2 vitlöksklyftor, hackade

2 lagerblad

1 tsk blandade pepparkorn

Kosher salt och cayennepeppar efter smak

1 matsked paprika

2 mogna tomater, mosade

2 matskedar tomatketchup

3 koppar grönsaksbuljong

Vägbeskrivning

Häll de blötlagda bönorna med en ny byte av kallt vatten och låt koka upp. Koka i ca 10 minuter. Sätt till låg värme och fortsätt koka i 50 till 55 minuter eller tills de är mjuka.

I en tjockbottnad gryta, värm olivoljan på medelvärme. Efter uppvärmning steker du lök, paprika och morot.

Fräs vitlöken i cirka 30 sekunder eller tills det börjar lukta.

Tillsätt resten av ingredienserna tillsammans med de kokta bönorna. Sjud, rör om då och då, i 25 till 30 minuter eller tills den är genomstekt.

Släng lagerbladen, häll dem i separata skålar och servera varma!

Krämig kikärtssallad med pinjenötter

(Färdigt på cirka 10 minuter | 4 portioner)

Portionsstorlek: Kalorier: 386; Fett: 22,5g; Kolhydrater: 37,2g; Protein: 12,9g

Ingredienser

16 uns konserverade kikärter, avrunna

1 tsk vitlök, hackad

1 schalottenlök, hackad

1 dl körsbärstomater, halverade

1 paprika, urkärnad och skivad

1/4 kopp färsk basilika, hackad

1/4 kopp färsk persilja, hackad

1/2 kopp vegansk majonnäs

1 matsked citronsaft

1 tsk kapris, avrunnen

Havssalt och mald svartpeppar efter smak

2 uns pinjenötter

Vägbeskrivning

Lägg kikärtorna, grönsakerna och örterna i en salladsskål.

Tillsätt majonnäs, citronsaft, kapris, salt och svartpeppar. Rör om för att kombinera.

Garnera med pinjenötter och servera genast. Smaklig måltid!

Svart bönknoppskål

(Färdigt på cirka 1 timme | 4 portioner)

Portionsstorlek: Kalorier: 365; Fett: 14,1g; Kolhydrater: 45,6g; Protein: 15,5g

Ingredienser

1/2 pund svarta bönor, blötlagda över natten och avrunna

2 dl brunt ris, kokt

1 medelstor lök, tunt skivad

1 dl paprika, urkärnad och skivad

1 jalapenopeppar, urkärnad och skivad

2 vitlöksklyftor, hackade

1 kopp ruccola

1 dl babyspenat

1 tsk citronskal

1 matsked dijonsenap

1/4 kopp rödvinsvinäger

1/4 kopp extra virgin olivolja

2 matskedar agavesirap

Flinga havssalt och mald svartpeppar efter smak

1/4 kopp färsk italiensk persilja, grovt hackad

Vägbeskrivning

Häll de blötlagda bönorna med en ny byte av kallt vatten och låt koka upp. Koka i ca 10 minuter. Sätt till låg värme och fortsätt koka i 50 till 55 minuter eller tills de är mjuka.

För att servera, dela bönorna och riset i serveringsskålar; toppa med grönsaker.

Blanda limeskal, senap, vinäger, olivolja, agavesirap, salt och peppar noggrant i en liten skål. Ringla över salladen med vinägretten.

Garnera med färsk italiensk persilja. Smaklig måltid!

Mellanöstern kikärtsgryta

(Färdigt på cirka 20 minuter | 4 portioner)

Portionsstorlek: Kalorier: 305; Fett: 11,2g; Kolhydrater: 38,6g; Protein: 12,7g

Ingredienser

1 lök, hackad

1 chili, hackad

2 vitlöksklyftor, hackade

1 tsk senapsfrön

1 tsk korianderfrön

1 lagerblad

1/2 kopp tomatpuré

2 matskedar olivolja

1 selleri med blad, hackad

2 medelstora morötter, putsade och hackade

2 koppar grönsaksbuljong

1 tsk malen spiskummin

1 liten kanelstång

16 uns konserverade kikärter, avrunna

2 dl mangold, riven i bitar

Vägbeskrivning

Mixa lök, chilipeppar, vitlök, senapsfrön, korianderfrön, lagerblad och tomatpuré i en mixer eller matberedare till en pasta.

Hetta upp olivoljan i en kastrull tills det börjar fräsa. Koka nu sellerin och morötterna i ca 3 minuter tills de är mjuka. Tillsätt pastan och fortsätt koka i ytterligare 2 minuter.

Tillsätt sedan grönsaksbuljongen, spiskummin, kanel och kikärter; låt koka upp försiktigt.

Sätt på en långsam eld och koka i 6 minuter; vik ner mangold och fortsätt tillaga i 4 till 5 minuter eller tills bladen vissnar. Servera varmt och njut!

Lins- och tomatdipp

(Färdigt på cirka 10 minuter | 8 serverar)

Portionsstorlek: Kalorier: 144; Fett: 4,5 g; Kolhydrater: 20,2g; Protein: 8,1g

Ingredienser

16 uns linser, kokta och avrunna

4 msk soltorkade tomater, hackade

1 kopp tomatpuré

4 matskedar tahini

1 tsk mald senap

1 tsk malen spiskummin

1/4 tsk malet lagerblad

1 tsk röd paprikaflingor

Havssalt och mald svartpeppar efter smak

Vägbeskrivning

Mixa alla ingredienser i en mixer eller matberedare tills önskad konsistens uppnås.

Ställ i kylen tills den ska serveras.

Servera med rostade pitabrödbitar eller grönsaksstavar. Njut av!

Krämig grön ärtsallad

(Färdigt på cirka 10 minuter + kylningstid | 6 portioner)

Portionsstorlek: Kalorier: 154; Fett: 6,7 g; Kolhydrater: 17,3g; Protein: 6,9g

Ingredienser

2 (14,5 ounce) burkar gröna ärtor, avrunna

1/2 kopp vegansk majonnäs

1 tsk dijonsenap

2 msk gräslök, hackad

2 gurkor, hackade

1/2 kopp inlagd svamp, hackad och avrunnen

1/2 tsk vitlök, hackad

Havssalt och mald svartpeppar efter smak

Vägbeskrivning

Lägg alla ingredienser i en salladsskål. Rör om försiktigt för att kombinera.

Ställ in salladen i kylen tills den ska serveras.

Smaklig måltid!

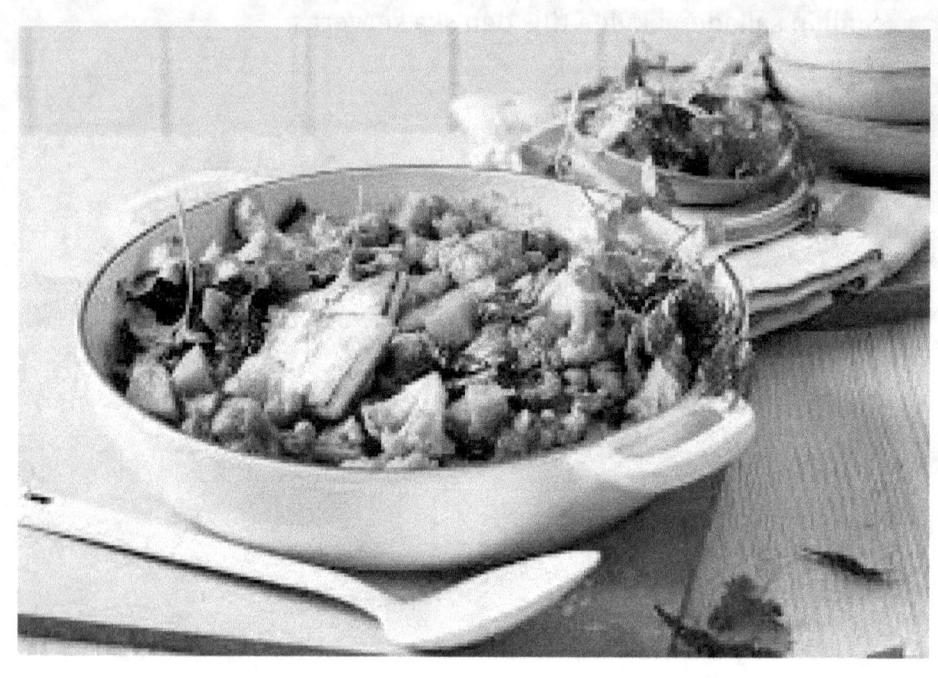

Hummus Za'atar från Mellanöstern

(Färdigt på cirka 10 minuter | 8 serverar)

Portionsstorlek: Kalorier: 140; Fett: 8,5 g; Kolhydrater: 12,4g; Protein: 4,6g

Ingredienser

10 uns kikärter, kokta och avrunna

1/4 kopp tahini

2 msk extra virgin olivolja

2 msk soltorkade tomater, hackade

1 citron, färskpressad

2 vitlöksklyftor, hackade

Kosher salt och mald svartpeppar efter smak

1/2 tsk rökt paprika

1 tesked Zatar

Vägbeskrivning

Mixa alla ingredienser i en matberedare tills det blir krämigt och enhetligt.

Ställ i kylen tills den ska serveras.

Smaklig måltid!

Linssallad Med Pinjenötter

(Färdigt på cirka 20 minuter + kylningstid | 3 portioner)

Portionsstorlek: Kalorier: 332; Fett: 19,7 g; Kolhydrater: 28,2g; Protein: 12,2g

Ingredienser

1/2 kopp bruna linser

1 ½ dl grönsaksbuljong

1 morot, skuren i tändstickor

1 liten lök, hackad

1 gurka skuren i skivor

2 vitlöksklyftor, hackade

3 msk extra virgin olivolja

1 matsked rödvinsvinäger

2 matskedar citronsaft

2 msk basilika, hackad

2 msk persilja, hackad

2 msk gräslök, hackad

Havssalt och mald svartpeppar efter smak

2 msk pinjenötter, grovt hackade

Vägbeskrivning

Tillsätt de bruna linserna och grönsaksbuljongen i en kastrull och låt koka upp på hög värme. Öka sedan värmen och fortsätt koka i 20 minuter eller tills de är mjuka.

Lägg linserna i salladsskålen.

Tillsätt grönsakerna och blanda ihop väl. Blanda olja, vinäger, citronsaft, basilika, persilja, gräslök, salt och svartpeppar i en skål.

Klä salladen, garnera med pinjenötter och servera i rumstemperatur. Smaklig måltid!

Varm Anasazi bönsallad

(Färdigt på cirka 1 timme | 5 portioner)

Portionsstorlek: Kalorier: 482; Fett: 23,1 g; Kolhydrater: 54,2g; Protein: 17,2g

Ingredienser

2 koppar Anasazibönor, blötlagda över natten, avrunna och sköljda

6 glas vatten

1 poblano paprika, hackad

1 lök, hackad

1 dl körsbärstomater, halverade

2 koppar blandade gröna, massor av bitar

Klä upp sig:

1 tsk vitlök, hackad

1/2 kopp extra virgin olivolja

1 matsked citronsaft

2 matskedar rödvinsvinäger

1 msk mald senap

1 matsked sojasås

1/2 tsk torkad oregano

1/2 tsk torkad basilika

Havssalt och mald svartpeppar efter smak

Vägbeskrivning

Koka upp Anasazi-bönor och vatten i en kastrull. När det kokar, öka värmen och koka i ca 1 timme eller tills det är mjukt.

Häll av de kokta bönorna och lägg dem i en salladsskål; tillsätt resten av salladsingredienserna.

Blanda sedan alla ingredienserna till dressingen i en liten skål tills det är väl blandat. Klä salladen och blanda. Servera i rumstemperatur och njut!

Traditionell Mnazaleh gryta

(Färdigt på cirka 25 minuter | 4 portioner)

Portionsstorlek: Kalorier: 439; Fett: 24g; Kolhydrater: 44,9g; Protein: 13,5g

Ingredienser

4 matskedar olivolja

1 lök, hackad

1 stor aubergine, skalad och tärnad

1 kopp morötter, hackade

2 vitlöksklyftor, hackade

2 stora tomater, mosade

1 tsk Baharat krydda

2 koppar grönsaksbuljong

14 uns konserverade kikärter, avrunna

Kosher salt och mald svartpeppar efter smak

1 medelstor avokado, urkärnad, skalad och skivad

Vägbeskrivning

I en tjockbottnad gryta, värm olivoljan på medelvärme. När den är uppvärmd, fräs lök, aubergine och morot i cirka 4 minuter.

Fräs vitlöken i cirka 1 minut eller tills den doftar.

Tillsätt tomater, baharatkrydda, fond och konserverade kikärter. Sjud, rör om då och då, i cirka 20 minuter eller tills den är genomstekt.

Krydda med salt och peppar. Servera garnerad med skivor färsk avokado. Smaklig måltid!

Röd lins paprikapasta

(Färdigt på cirka 25 minuter | 9 serverar)

Portionsstorlek: Kalorier: 193; Fett: 8,5 g; Kolhydrater: 22,3g; Protein: 8,5g

Ingredienser

1 ½ dl röda linser, blötlagda över natten och avrunna

4 ½ koppar vatten

1 kvist rosmarin

2 lagerblad

2 rostade paprika, urkärnade och tärnade

1 schalottenlök, hackad

2 vitlöksklyftor, hackade

1/4 kopp olivolja

2 matskedar tahini

Havssalt och mald svartpeppar efter smak

Vägbeskrivning

Tillsätt röda linser, vatten, rosmarin och lagerblad i en kastrull och låt koka upp på hög värme. Öka sedan värmen och fortsätt koka i 20 minuter eller tills de är mjuka.

Lägg linserna i en matberedare.

Tillsätt resten av ingredienserna och blanda tills allt är väl blandat.

Smaklig måltid!

Stekt Wok Snöärter Kryddade

(Färdigt på cirka 10 minuter | 4 portioner)

Portionsstorlek: Kalorier: 196; Fett: 8,7 g; Kolhydrater: 23g; Protein: 7,3g

Ingredienser

2 matskedar sesamolja

1 lök, hackad

1 morot, skalad och hackad

1 tesked ingefära-vitlökspasta

1 pund snöärter

Sichuan peppar efter smak

1 tsk Srirachasås

2 matskedar sojasås

1 matsked risvinäger

Vägbeskrivning

Hetta upp sesamoljan i en wok tills det börjar fräsa. Fräs nu lök och morot i 2 minuter tills det är knaprigt.

Tillsätt ingefära-vitlökspastan och koka i ytterligare 30 sekunder.

Tillsätt snöärter och koka under omrörning på hög värme i cirka 3 minuter, tills de fått lite färg.

Tillsätt sedan peppar, Sriracha, sojasås och risvinäger och koka i 1 minut till under omrörning. Servera genast och njut!

Vardags chili

(Färdigt på cirka 35 minuter | 5 portioner)

Portionsstorlek: Kalorier: 345; Fett: 8,7 g; Kolhydrater: 54,5g; Protein: 15,2g

Ingredienser

2 matskedar olivolja

1 stor lök, hackad

1 selleri med blad, putsad och tärnad

1 morot, skalad och tärnad

1 sötpotatis, skalad och tärnad

3 vitlöksklyftor, hackade

1 jalapenopeppar, hackad

1 tsk cayennepeppar

1 tsk korianderfrön

1 tsk fänkålsfrön

1 tsk paprika

2 koppar stuvade tomater, krossade

2 matskedar tomatketchup

2 teskedar veganska buljonggranulat

1 glas vatten

1 kopp grädde löksoppa

2 pund konserverade pintobönor, avrunna

1 lime, skivad

Vägbeskrivning

I en tjockbottnad gryta, värm olivoljan på medelvärme. När den är uppvärmd, fräs lök, selleri, morötter och sötpotatis i cirka 4 minuter.

Fräs vitlök och jalapenopeppar i ca 1 minut.

Tillsätt kryddor, tomater, ketchup, veganska buljonggranulat, vatten, lökkräm och konserverade bönor. Sjud, rör om då och då, i cirka 30 minuter eller tills den är genomstekt.

Servera garnerad med citronskivor. Smaklig måltid!

Krämig Black Eyed Pea-sallad

(Färdigt på cirka 1 timme | 5 portioner)

Portionsstorlek: Kalorier: 325; Fett: 8,6 g; Kolhydrater: 48,2g; Protein: 17,2g

Ingredienser

1 ½ dl svartögda ärtor, blötlagda över natten och avrunna

4 schalottenlök stjälkar, skivade

1 morot skuren i julienne

1 kopp grönkål, strimlad

2 paprika, urkärnade och hackade

2 medelstora tomater, tärnade

1 msk soltorkade tomater, hackade

1 tsk vitlök, hackad

1/2 kopp vegansk majonnäs

1 matsked citronsaft

1/4 kopp vitvinsvinäger

Havssalt och mald svartpeppar efter smak

Vägbeskrivning

Täck de svartögda ärtorna med 2 tum vatten och låt koka upp försiktigt. Koka i ca 15 minuter.

Sätt sedan på elden och koka i cirka 45 minuter. Låt den svalna helt.

Lägg de svartögda ärtorna i en salladsskål. Tillsätt resten av ingredienserna och blanda så att det blandas väl. Smaklig måltid!

Avokado fylld med kikärter

(Färdigt på cirka 10 minuter | 4 portioner)

Portionsstorlek: Kalorier: 205; Fett: 15,2g; Kolhydrater: 16,8g; Protein: 4,1g

Ingredienser

2 avokado, urkärnade och halverade

1/2 citron, färskpressad

4 msk gräslök, hackad

1 vitlöksklyfta, hackad

1 medelstor tomat, hackad

1 paprika, urkärnad och hackad

1 röd chili, urkärnad och hackad

2 uns kikärter, kokta eller kokta, avrunna

Kosher salt och mald svartpeppar efter smak

Vägbeskrivning

Lägg avokadon på ett serveringsfat. Strö citronsaft över varje avokado.

Blanda försiktigt resten av fyllningsingredienserna i en skål tills det är väl blandat.

Fyll avokadon med den förberedda blandningen och servera omedelbart. Smaklig måltid!

Svart bönsoppa

(Färdigt på cirka 1 timme 50 minuter | 4 portioner)

Portionsstorlek: Kalorier: 505; Fett: 11,6g; Kolhydrater: 80,3g; Protein: 23,2g

Ingredienser

2 dl svarta bönor, blötlagda över natten och avrunna

1 kvist timjan

2 matskedar kokosolja

2 lökar, hackade

1 revben selleri, hackad

1 morot, skalad och hackad

1 italiensk paprika, urkärnad och hackad

1 chilipeppar, urkärnad och hackad

4 vitlöksklyftor, pressade eller hackade

Havssalt och nymalen svartpeppar efter smak

1/2 tsk malen spiskummin

1/4 tsk malet lagerblad

1/4 tsk mald kryddpeppar

1/2 tsk torkad basilika

4 koppar grönsaksbuljong

1/4 kopp färsk koriander, hackad

2 uns tortillachips

Vägbeskrivning

Koka bönorna och 6 dl vatten i en kastrull. Efter kokning, öka värmen till en kokning. Tillsätt en timjankvist och koka i cirka 1 timme och 30 minuter eller tills den är mjuk.

Under tiden, i en tjockbottnad kastrull, värm oljan på medelvärme. Fräs nu lök, selleri, morot och paprika i cirka 4 minuter tills de mjuknat.

Stek sedan vitlöken i ca 1 minut eller tills det börjar lukta.

Tillsätt den sauterade blandningen till de kokta bönorna. Tillsätt sedan salt, svartpeppar, spiskummin, malet lagerblad, kryddpeppar, torkad basilika och grönsaksfond.

Fortsätt koka, rör om då och då, i 15 minuter längre eller tills allt är genomstekt.

Garnera med färsk koriander och tortillachips. Smaklig måltid!

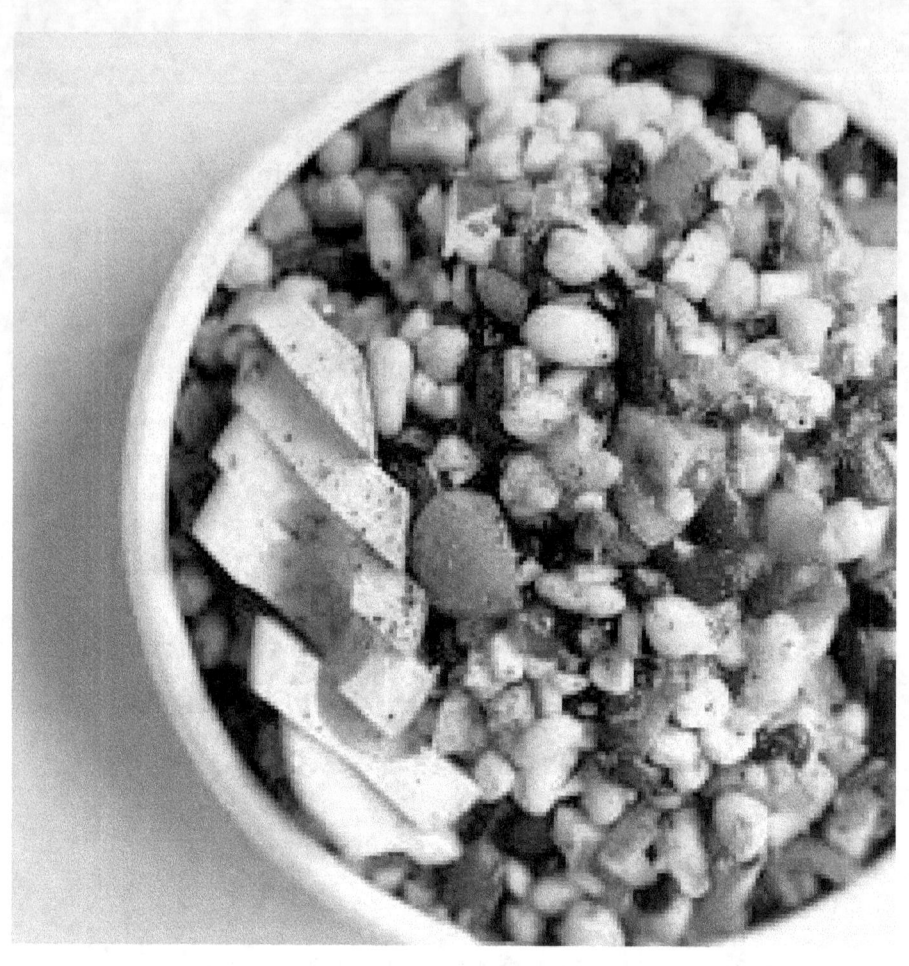

Beluga Linssallad Med Örter

(Färdigt på cirka 20 minuter + kylningstid | 4 portioner)

Portionsstorlek: Kalorier: 364; Fett: 17g; Kolhydrater: 40,2g; Protein: 13,3g

Ingredienser

1 kopp röda linser

3 glas vatten

1 kopp druvtomater, halverade

1 grön paprika, urkärnad och tärnad

1 röd paprika, urkärnad och tärnad

1 röd chili, urkärnad och tärnad

1 gurka skuren i skivor

4 msk hackad schalottenlök

2 msk färsk persilja, grovt hackad

2 msk färsk koriander, grovt hackad

2 msk färsk gräslök, grovt hackad

2 msk färsk basilika, grovt hackad

1/4 kopp olivolja

1/2 tsk spiskummin

1/2 tsk ingefära, hackad

1/2 tsk vitlök, hackad

1 tsk agavesirap

2 matskedar färsk citronsaft

1 tsk citronskal

Havssalt och mald svartpeppar efter smak

2 uns svarta oliver, urkärnade och halverade

Vägbeskrivning

Tillsätt bruna linser och vatten i en kastrull och låt koka upp på hög värme. Öka sedan värmen och fortsätt koka i 20 minuter eller tills de är mjuka.

Lägg linserna i salladsskålen.

Tillsätt grönsaker och örter och blanda ihop väl. Blanda olja, spiskummin, ingefära, vitlök, agavesirap, citronsaft, citronskal, salt och svartpeppar i en skål.

Klä salladen, garnera med oliver och servera i rumstemperatur. Smaklig måltid!

italiensk bönsallad

(Färdigt på cirka 1 timme + kylningstid | 4 portioner)

Portionsstorlek: Kalorier: 495; Fett: 21,1 g; Kolhydrater: 58,4g; Protein: 22,1g

Ingredienser

3/4 pund cannellinibönor, blötlagda över natten och avrunna

2 koppar blomkålsbuketter

1 rödlök, tunt skivad

1 tsk vitlök, hackad

1/2 tsk ingefära, hackad

1 jalapenopeppar, hackad

1 kopp druvtomater, skurna i fjärdedelar

1/3 kopp extra virgin olivolja

1 matsked citronsaft

1 tsk dijonsenap

1/4 kopp vit vinäger

2 vitlöksklyftor, pressade

1 tsk italiensk örtblandning

Kosher salt och mald svartpeppar efter smak

2 uns gröna oliver, urkärnade och skivade

Vägbeskrivning

Häll de blötlagda bönorna med en ny byte av kallt vatten och låt koka upp. Koka i ca 10 minuter. Sätt till låg värme och fortsätt koka i 60 minuter eller tills de är mjuka.

Koka under tiden blomkålsbuketterna i cirka 6 minuter eller tills de är mjuka.

Låt bönorna och blomkålen svalna helt; överför dem sedan till salladsskålen.

Tillsätt resten av ingredienserna och blanda så att det blandas väl. Prova och justera kryddorna.

Smaklig måltid!

fyllda tomater med vita bönor

(Färdigt på cirka 10 minuter | 3 portioner)

Portionsstorlek: Kalorier: 245; Fett: 14,9 g; Kolhydrater: 24,4g; Protein: 5,1g

Ingredienser

3 medelstora tomater, skär en tunn skiva från toppen och ta bort fruktköttet

1 morot, riven

1 rödlök, hackad

1 vitloksklyfta, skalad

1/2 tsk torkad basilika

1/2 tsk torkad oregano

1 tsk torkad rosmarin

3 matskedar olivolja

3 uns konserverade vita bönor, avrunna

3 uns sockermajskärnor, tinade

1/2 kopp tortillachips, krossade

Vägbeskrivning

Lägg tomaterna på ett serveringsfat.

Blanda resten av fyllningsingredienserna i en skål tills det är väl blandat.

Fyll avokadon och servera genast. Smaklig måltid!

Vinter black eyed pea soppa

(Färdigt på cirka 1 timme 5 minuter | 5 portioner)

Portionsstorlek: Kalorier: 147; Fett: 6g; Kolhydrater: 13,5g; Protein: 7,5 g

Ingredienser

2 matskedar olivolja

1 lök, hackad

1 morot, hackad

1 palsternacka, hackad

1 dl fänkålslökar, hackade

2 vitlöksklyftor, hackade

2 koppar torkade black eyed peas, blötlagda över natten

5 koppar grönsaksbuljong

Kosher salt och nymalen svartpeppar efter smak

Vägbeskrivning

Värm olivoljan på medelvärme i en holländsk ugn. När den är uppvärmd, fräs löken, moroten, palsternackan och fänkålen i 3 minuter eller tills de är mjuka.

Tillsätt vitlöken och fortsätt koka i 30 sekunder eller tills den doftar.

Tillsätt ärtor, grönsaksbuljong, salt och svartpeppar. Fortsätt tillaga, delvis täckt, i 1 timme till eller tills den är genomstekt.

Smaklig måltid!

Röda bönbiffar

(Färdigt på cirka 15 minuter | 4 portioner)

Portionsstorlek: Kalorier: 318; Fett: 15,1 g; Kolhydrater: 36,5g; Protein: 10,9g

Ingredienser

12 uns konserverade eller kokta röda bönor, avrunna

1/3 kopp gammaldags havre

1/4 kopp universalmjöl

1 tsk bakpulver

1 liten schalottenlök, hackad

2 vitlöksklyftor, hackade

Havssalt och mald svartpeppar efter smak

1 tsk paprika

1/2 tsk chilipulver

1/2 tsk malet lagerblad

1/2 tsk malen spiskummin

1 chiaägg

4 matskedar olivolja

Vägbeskrivning

Lägg bönorna i mixerskålen och mosa med en gaffel.

Blanda bönor, havregryn, mjöl, bakpulver, schalottenlök, vitlök, salt, svartpeppar, paprika, chilipulver, malet lagerblad, spiskummin och chiaägg noggrant.

Forma fyra biffar av degen.

Värm sedan upp olivoljan i en stekpanna på medelhög värme. Stek kotletterna i cirka 8 minuter, vänd dem en eller två gånger.

Servera med dina favoritpålägg. Smaklig måltid!

Hemgjorda ärtburgare

(Färdigt på cirka 15 minuter | 4 portioner)

Portionsstorlek: Kalorier: 467; Fett: 19,1 g; Kolhydrater: 58,5g; Protein: 15,8g

Ingredienser

1 pund gröna ärtor, frysta och tinade

1/2 kopp kikärtsmjöl

1/2 kopp vanligt mjöl

1/2 kopp ströbröd

1 tsk bakpulver

2 linägg

1 tsk paprika

1/2 tsk torkad basilika

1/2 tsk torkad oregano

Havssalt och mald svartpeppar efter smak

4 matskedar olivolja

4 hamburgerbullar

Vägbeskrivning

Blanda gröna ärtor, mjöl, ströbröd, bakpulver, linfrö, paprika, basilika, oregano, salt och svartpeppar noggrant i en skål.

Forma fyra biffar av degen.

Värm sedan upp olivoljan i en stekpanna på medelhög värme. Stek kotletterna i cirka 8 minuter, vänd dem en eller två gånger.

Servera på hamburgerbullar och njut!

Gryta med svarta bönor och spenat

(Färdigt på cirka 1 timme 35 minuter | 4 portioner)

Portionsstorlek: Kalorier: 459; Fett: 9,1 g; Kolhydrater: 72g; Protein: 25,4g

Ingredienser

2 dl svarta bönor, blötlagda över natten och avrunna

2 matskedar olivolja

1 lök, skalad, halverad

1 jalapenopeppar, skivad

2 paprika, urkärnade och skivade

1 dl svamp, skivad

2 vitlöksklyftor, hackade

2 koppar grönsaksbuljong

1 tsk paprika

Kosher salt och mald svartpeppar efter smak

1 lagerblad

2 dl spenat, riven i bitar

Vägbeskrivning

Häll de blötlagda bönorna med en ny byte av kallt vatten och låt koka upp. Koka i ca 10 minuter. Sätt till låg värme och fortsätt koka i 50 till 55 minuter eller tills de är mjuka.

I en tjockbottnad gryta, värm olivoljan på medelvärme. När den är uppvärmd, fräs lök och paprika i cirka 3 minuter.

Fräs vitlöken och svampen i cirka 3 minuter eller tills svampen släpper vätskan och vitlöken börjar dofta.

Tillsätt grönsaksfond, paprika, salt, svartpeppar, lagerblad och kokta bönor. Sjud, rör om då och då, i cirka 25 minuter eller tills den är genomstekt.

Tillsätt sedan spenaten och låt sjuda under lock i ca 5 minuter. Smaklig måltid!

Morot energibollar

(Färdigt på cirka 10 minuter + kylningstid | 8 portioner)

Portionsstorlek: Kalorier: 495; Fett: 21,1 g; Kolhydrater: 58,4g; Protein: 22,1g

Ingredienser

1 stor morot, riven morot

1 ½ dl gammaldags havre

1 kopp russin

1 kopp dadlar, synd

1 kopp kokosflingor

1/4 tsk mald kryddnejlika

1/2 tsk mald kanel

Vägbeskrivning

Pulsera alla ingredienser i en matberedare tills de bildar en trögflytande och enhetlig blandning.

Forma lika stora bollar av degen.

Ställ i kylen tills den ska serveras. Smaklig måltid!

Krispiga sötpotatisbarer

(Färdigt på cirka 25 minuter + kylningstid | 4 portioner)

Portionsstorlek: Kalorier: 215; Fett: 4,5 g; Kolhydrater: 35g; Protein: 8,7g

Ingredienser

4 sötpotatisar, skalade och rivna

2 chiaägg

1/4 kopp näringsjäst

2 matskedar tahini

2 msk kikärtsmjöl

1 tsk schalottenlökpulver

1 tsk vitlökspulver

1 tsk paprika

Havssalt och mald svartpeppar efter smak

Vägbeskrivning

Börja med att förvärma ugnen till 395 grader F. Klä en bakplåt med bakplåtspapper eller en Silpat-matta.

Blanda alla ingredienser noggrant tills allt är väl blandat.

Forma degen till jämna bollar och ställ in i kylen ca 1 timme.

Grädda dessa bollar i cirka 25 minuter, vänd dem halvvägs genom gräddningstiden. Smaklig måltid!

Bakade glaserade babymorötter

(Färdigt på cirka 30 minuter | 6 portioner)

Portionsstorlek: Kalorier: 165; Fett: 10,1 g; Kolhydrater: 16,5g; Protein: 1,4g

Ingredienser

2 pund babymorötter

1/4 kopp olivolja

1/4 kopp äppelcidervinäger

1/2 tsk röd paprikaflingor

Havssalt och nymalen svartpeppar efter smak

1 matsked agavesirap

2 matskedar sojasås

1 msk färsk koriander, hackad

Vägbeskrivning

Börja med att förvärma ugnen till 395 grader F.

Blanda sedan morötterna med olivolja, vinäger, rödpeppar, salt, svartpeppar, agavesirap och sojasås.

Grädda morötterna i cirka 30 minuter, vänd på pannan en eller två gånger. Garnera med färsk koriander och servera. Smaklig måltid!

Grönkålschips bakade i ugnen

(Färdigt på cirka 20 minuter | 8 serverar)

Portionsstorlek: Kalorier: 65; Fett: 3,9 g; Kolhydrater: 5,3g; Protein: 2,4g

Ingredienser

2 knippen grönkål, bladen separerade

2 matskedar olivolja

1/2 tsk senapsfrön

1/2 tsk sellerifrön

1/2 tsk torkad oregano

1/4 tsk malen spiskummin

1 tsk vitlökspulver

Grovt havssalt och mald svartpeppar efter smak

Vägbeskrivning

Börja med att förvärma ugnen till 340 grader F. Klä en bakplåt med bakplåtspapper eller Silpat mar.

Kasta grönkålsblad med resterande ingredienser tills de är väl täckta.

Grädda i den förvärmda ugnen i cirka 13 minuter, vänd på pannan en eller två gånger. Smaklig måltid!

Ost Cashewnötter Dip

(Färdigt på cirka 10 minuter | 8 serverar)

Portionsstorlek: Kalorier: 115; Fett: 8,6 g; Kolhydrater: 6,6g; Protein: 4,4g

Ingredienser

1 kopp råa cashewnötter

1 citron, färskpressad

2 matskedar tahini

2 matskedar näringsjäst

1/2 tsk gurkmejapulver

1/2 tsk röd paprikaflingor, krossade

Havssalt och mald svartpeppar efter smak

Vägbeskrivning

Lägg alla ingredienser i skålen på en matberedare. Blanda tills en enhetlig, krämig och slät konsistens erhålls. Du kan tillsätta lite vatten för att tunna ut den om det behövs.

Överför dippen till en skål; servera med grönsaksstavar, pommes frites eller kex.

Smaklig måltid!

Paprika Hummus Dip

(Färdig på cirka 10 minuter | Serverar 10)

Portionsstorlek: Kalorier: 155; Fett: 7,9 g; Kolhydrater: 17,4g; Protein: 5,9g

Ingredienser

20 uns konserverade eller kokta kikärtor, avrunna

1/4 kopp tahini

2 vitlöksklyftor, hackade

2 msk citronsaft, färskpressad

1/2 dl kikärtsvätska

2 röda rostade paprikor, urkärnade och skivade

1/2 tsk paprika

1 tsk torkad basilika

Havssalt och mald svartpeppar efter smak

2 matskedar olivolja

Vägbeskrivning

Mixa alla ingredienser, utom oljan, i en mixer eller matberedare tills önskad konsistens uppnås.

Ställ i kylen tills den ska serveras.

Servera med rostade pitabrödbitar eller pommes frites om du vill. Smaklig måltid!

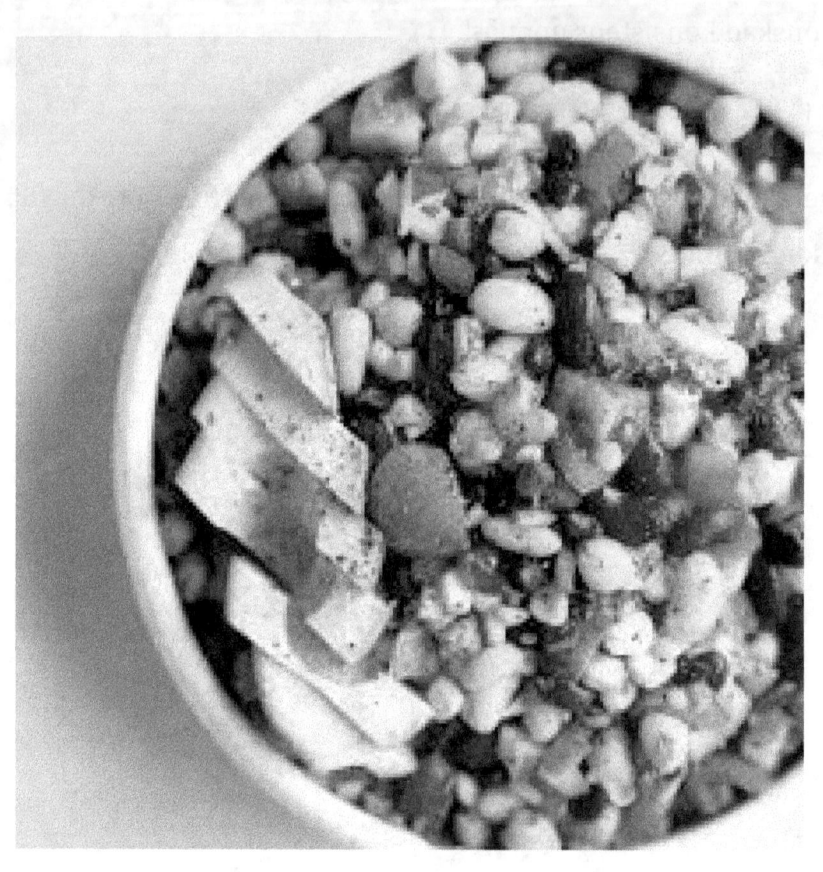

Traditionell libanesisk mutabal

(Färdigt på cirka 10 minuter | 6 portioner)

Portionsstorlek: Kalorier: 115; Fett: 7,8 g; Kolhydrater: 9,8g; Protein: 2,9g

Ingredienser

1 pund aubergine

1 lök, hackad

1 matsked vitlökspasta

4 matskedar tahini

1 matsked kokosolja

2 matskedar citronsaft

1/2 tsk mald koriander

1/4 kopp mald kryddnejlika

1 tsk röd paprikaflingor

1 tsk rökt paprika

Havssalt och mald svartpeppar efter smak

Vägbeskrivning

Baka auberginen tills skalet blir svart; skala auberginen och överför den till skålen i en matberedare.

Tillsätt resten av ingredienserna. Blanda tills allt är väl blandat.

Servera med crostini eller pitabröd om du vill. Smaklig måltid!

Rostade kikärter i indisk stil

(Färdigt på cirka 10 minuter | 8 serverar)

Portionsstorlek: Kalorier: 223; Fett: 6,4 g; Kolhydrater: 32,2g; Protein: 10,4g

Ingredienser

2 dl konserverade kikärtor, avrunna

2 matskedar olivolja

1/2 tsk vitlökspulver

1/2 tsk paprika

1 tsk currypulver

1 tsk garam masala

Havssalt och rödpeppar efter smak

Vägbeskrivning

Torka kikärtorna med hushållspapper. Ringla över kikärtorna med olivolja.

Baka kikärtorna i en förvärmd ugn vid 400 grader F i cirka 25 minuter, släng dem en eller två gånger.

Släng i kikärtor med kryddor och njut!

Avokado Med Tahinisås

(Färdigt på cirka 10 minuter | 4 portioner)

Portionsstorlek: Kalorier: 304; Fett: 25,7 g; Kolhydrater: 17,6g; Protein: 6g

Ingredienser

2 stora avokado, urkärnade och halverade

4 matskedar tahini

4 matskedar sojasås

1 matsked citronsaft

1/2 tsk röd paprikaflingor

Havssalt och mald svartpeppar efter smak

1 tsk vitlökspulver

Vägbeskrivning

Lägg avokadohalvorna på ett fat.

Blanda tahini, sojasås, citronsaft, rödpeppar, salt, svartpeppar och vitlökspulver i en liten skål. Fördela såsen mellan avokadohalvorna.

Smaklig måltid!

Sötpotatis tartar

(Färdigt på cirka 25 minuter + kylningstid | 4 portioner)

Portionsstorlek: Kalorier: 232; Fett: 7,1 g; Kolhydrater: 37g; Protein: 8,4g

Ingredienser

1 ½ pund sötpotatis, riven

2 chiaägg

1/2 kopp vanligt mjöl

1/2 kopp ströbröd

3 matskedar hummus

Havssalt och svartpeppar efter smak

1 matsked olivolja

1/2 kopp salsasås

Vägbeskrivning

Börja med att förvärma ugnen till 395 grader F. Klä en bakplåt med bakplåtspapper eller en Silpat-matta.

Blanda noggrant alla ingredienser, utom salsa, tills allt är väl blandat.

Forma degen till jämna bollar och ställ in i kylen ca 1 timme.

Grädda dessa bollar i cirka 25 minuter, vänd dem halvvägs genom gräddningstiden. Smaklig måltid!

Rostad paprika och tomatdipp

(Färdigt på cirka 35 minuter | 10 serveringar)

Portionsstorlek: Kalorier: 90; Fett: 5,7 g; Kolhydrater: 8,5 g; Protein: 1,9 g

Ingredienser

4 röda paprika

4 tomater

4 matskedar olivolja

1 rödlök, hackad

4 vitlöksklyftor

4 uns konserverade garbanzobönor, avrunna

Havssalt och mald svartpeppar efter smak

Vägbeskrivning

Börja med att förvärma ugnen till 400 grader F.

Lägg paprikan och tomaterna på en plåt med bakplåtspapper. Grädda i ca 30 minuter; skala paprikan och överför dem till en matberedare tillsammans med de rostade tomaterna.

Värm under tiden 2 msk olivolja i en stekpanna på medelvärme. Fräs löken och vitlöken i cirka 5 minuter eller tills den mjuknat.

Tillsätt de stekta grönsakerna i matberedaren. Tillsätt garbanzobönor, salt, peppar och återstående olivolja; bearbeta tills den är krämig och slät.

Smaklig måltid!

Klassisk partymix

(Färdigt på cirka 1 timme 5 minuter | Serverar 15)

Portionsstorlek: Kalorier: 290; Fett: 12,2g; Kolhydrater: 39g; Protein: 7,5 g

Ingredienser

5 koppar veganska cornflakes

3 koppar veganska minikringlor

1 kopp mandel, rostad

1/2 kopp pepitas, rostade

1 matsked näringsjäst

1 matsked balsamvinäger

1 matsked sojasås

1 tsk vitlökspulver

1/3 kopp veganskt smör

Vägbeskrivning

Börja med att förvärma ugnen till 250 grader F. Klä en stor bakplåt med bakplåtspapper eller en Silpat-matta.

Blanda havregryn, kringlor, mandel och pepita i en skål.

Smält resterande ingredienser i en liten kastrull på måttlig värme. Häll såsen över spannmåls-nötblandningen.

Grädda i ca 1 timme, rör om var 15:e minut, tills de är gyllene och doftar. Överför till ett metallställ för att svalna helt. Smaklig måltid!

Vitlök Crostini I Olivolja

(Färdigt på cirka 10 minuter | 4 portioner)

Portionsstorlek: Kalorier: 289; Fett: 8,2g; Kolhydrater: 44,9g; Protein: 9,5g

Ingredienser

1 fullkornsbaguette, skivad

4 msk extra virgin olivolja

1/2 tsk havssalt

3 vitlöksklyftor, halverade

Vägbeskrivning

Förvärm din broiler.

Pensla varje brödskiva med olivolja och strö över havssalt. Placera under förvärmd broiler i cirka 2 minuter eller tills de fått lite färg.

Gnid in varje brödskiva med vitlök och servera. Smaklig måltid!

Klassiska veganska köttbullar

(Färdigt på cirka 15 minuter | 4 portioner)

Portionsstorlek: Kalorier: 159; Fett: 9,2g; Kolhydrater: 16,3g; Protein: 2,9g

Ingredienser

1 kopp brunt ris, kokt och kylt

1 kopp konserverade eller kokta röda kidneybönor, avrunna

1 tsk färsk vitlök, hackad

1 liten lök, hackad

Havssalt och mald svartpeppar efter smak

1/2 tsk cayennepeppar

1/2 tsk rökt paprika

1/2 tsk korianderfrön

1/2 tsk koriandersenapsfrön

2 matskedar olivolja

Vägbeskrivning

Blanda alla ingredienser utom olivolja i en skål. Rör om väl, forma sedan blandningen till jämna bollar med oljade händer.

Värm sedan upp olivoljan i en non-stick stekpanna på medelvärme. Efter uppvärmning steker du köttbullarna i cirka 10 minuter tills de är gyllenbruna på alla sidor.

Servera med cocktailpinnar och njut!

Balsamicobakad palsternacka

(Färdigt på cirka 30 minuter | 6 portioner)

Portionsstorlek: Kalorier: 174; Fett: 9,3 g; Kolhydrater: 22,2g; Protein: 1,4g

Ingredienser

1 ½ pund palsternacka, skuren i stavar

1/4 kopp olivolja

1/4 kopp balsamvinäger

1 tsk dijonsenap

1 tsk fänkålsfrön

Havssalt och mald svartpeppar efter smak

1 tesked medelhavskryddblandning

Vägbeskrivning

Blanda alla ingredienser i en skål tills palsternackorna är väl täckta.

Baka palsternackan i en förvärmd ugn vid 400 grader F i cirka 30 minuter, rör om halvvägs genom tillagningstiden.

Servera i rumstemperatur och njut!

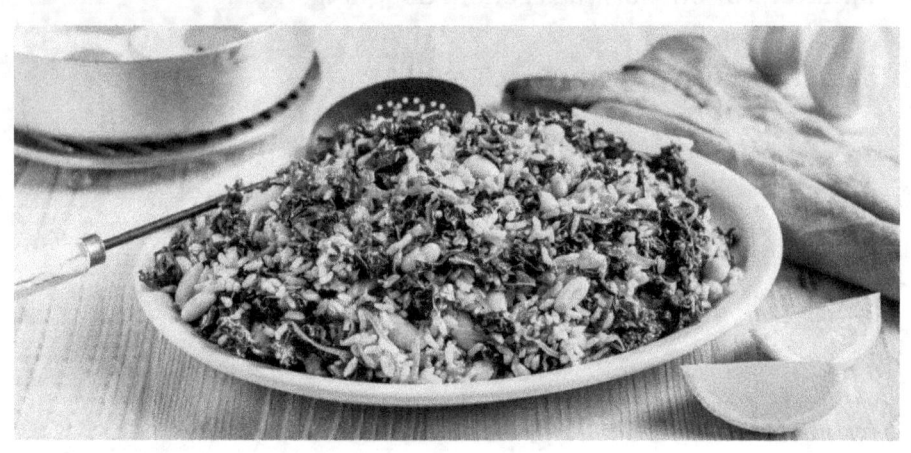

Traditionell Baba Ganoush

(Färdigt på cirka 25 minuter | 8 serverar)

Portionsstorlek: Kalorier: 104; Fett: 8,2g; Kolhydrater: 5,3g; Protein: 1,6g

Ingredienser

1 pund aubergine, skuren i ringar

1 tsk grovt havssalt

3 matskedar olivolja

3 matskedar färsk limejuice

2 vitlöksklyftor, hackade

3 matskedar tahini

1/4 tsk mald kryddnejlika

1/2 tsk malen spiskummin

2 msk färsk persilja, grovt hackad

Vägbeskrivning

Gnid in havssaltet i aubergineskivorna. Lägg dem sedan i ett durkslag och låt stå i cirka 15 minuter; låt rinna av, skölj och torka av med en kökshandduk.

Baka auberginen tills skalet blir svart; skala auberginen och överför den till skålen i en matberedare.

Tillsätt olivolja, limejuice, vitlök, tahini, kryddnejlika och spiskummin. Blanda tills allt är väl blandat.

Garnera med färska bladpersilja och njut!

Dadlar med jordnötssmör

(Färdigt på cirka 5 minuter | 2 portioner)

Portionsstorlek: Kalorier: 143; Fett: 3,9 g; Kolhydrater: 26,3g; Protein: 2,6g

Ingredienser

8 färska dadlar, urkärnade och halverade

8 teskedar jordnötssmör

1/4 tsk mald kanel

Vägbeskrivning

Fördela jordnötssmöret mellan dadelhalvorna.

Strö över kanel och servera genast. Smaklig måltid!

Bakad blomkålsdipp

(Färdig på cirka 30 minuter | 7 portioner)

Portionsstorlek: Kalorier: 142; Fett: 12,5g; Kolhydrater: 6,3g; Protein: 2,9g

Ingredienser

1 pund blomkålsbuketter

1/4 kopp olivolja

4 matskedar tahini

1/2 tsk paprika

Havssalt och mald svartpeppar efter smak

2 msk färsk citronsaft

2 vitlöksklyftor, hackade

Vägbeskrivning

Börja med att förvärma ugnen till 420 grader F. Kasta blomkålsbuketter med olivolja och lägg dem på en bakplåtspappersklädd plåt.

Grädda i ca 25 minuter eller tills de är mjuka.

Blanda sedan blomkålen med resten av ingredienserna, tillsätt kokvätskan om det behövs.

Ringla över lite olivolja om det behövs. Smaklig måltid!

Enkla zucchinirullar

(Färdigt på cirka 10 minuter | 5 portioner)

Portionsstorlek: Kalorier: 99; Fett: 4,4g; Kolhydrater: 12,1g; Protein: 3,1g

Ingredienser

1 dl hummus, gärna hemgjord

1 medelstor tomat, hackad

1 tsk senap

1/4 tesked oregano

1/2 tsk cayennepeppar

Havssalt och mald svartpeppar efter smak

1 stor zucchini skuren i strimlor

2 msk färsk basilika, hackad

2 msk färsk persilja, hackad

Vägbeskrivning

Blanda noggrant hummus, tomat, senap, oregano, cayennepeppar, salt och svartpeppar i en skål.

Fördela fyllningen mellan zucchinistrimlorna och fördela jämnt. Rulla ihop zucchinin och garnera med färsk basilika och persilja.

Smaklig måltid!

Chipotle sötpotatis pommes frites

(Färdigt på cirka 45 minuter | 4 portioner)

Portionsstorlek: Kalorier: 186; Fett: 7,1 g; Kolhydrater: 29,6g; Protein: 2,5g

Ingredienser

4 medelstora sötpotatisar, skalade och skurna i stavar

2 matskedar jordnötsolja

Havssalt och mald svartpeppar efter smak

1 tsk chipotlepepparpulver

1/4 tsk mald kryddpeppar

1 tsk farinsocker

1 tsk torkad rosmarin

Vägbeskrivning

Blanda sötpotatisfrites med resten av ingredienserna.

Grädda pommes fritesen vid 375 grader F i cirka 45 minuter eller tills de fått färg; Var noga med att röra pommes fritesen en eller två gånger.

Servera med din favoritdippsås om så önskas. Smaklig måltid!

Cannellini bönsås

(Färdigt på cirka 10 minuter | 6 portioner)

Portionsstorlek: Kalorier: 123; Fett: 4,5 g; Kolhydrater: 15,6g; Protein: 5,6g

Ingredienser

10 uns cannellinibönor, konserverade, avrunna

1 vitlöksklyfta, hackad

2 rostade paprika skurna i skivor

Havsnymalen svartpeppar efter smak

1/2 tsk malen spiskummin

1/2 tsk senapsfrön

1/2 tsk malda lagerblad

3 matskedar tahini

2 msk färsk italiensk persilja, hackad

Vägbeskrivning

Lägg alla ingredienser, utom persilja, i skålen på en mixer eller matberedare. Blixt tills det är väl blandat.

Häll upp såsen i skålar och garnera med färsk persilja.

Servera med pitabrödbitar, tortillachips eller vegostavar om du vill. Njut av!

Kryddig bakad blomkål

(Färdigt på cirka 25 minuter | 6 portioner)

Portionsstorlek: Kalorier: 115; Fett: 9,3 g; Kolhydrater: 6,9 g; Protein: 5,6g

Ingredienser

1 ½ pund blomkålsbuketter

1/4 kopp olivolja

4 matskedar äppelcidervinäger

2 vitlöksklyftor, pressade

1 tsk torkad basilika

1 tsk torkad oregano

Havssalt och mald svartpeppar efter smak

Vägbeskrivning

Börja med att förvärma ugnen till 420 grader F.

Häll i blomkålsbuketterna med resten av ingredienserna.

Lägg blomkålsbuketterna på en plåt med bakplåtspapper. Grädda blomkålsbuketterna i den förvärmda ugnen i cirka 25 minuter eller tills de är lätt förkolnade.

Smaklig måltid!

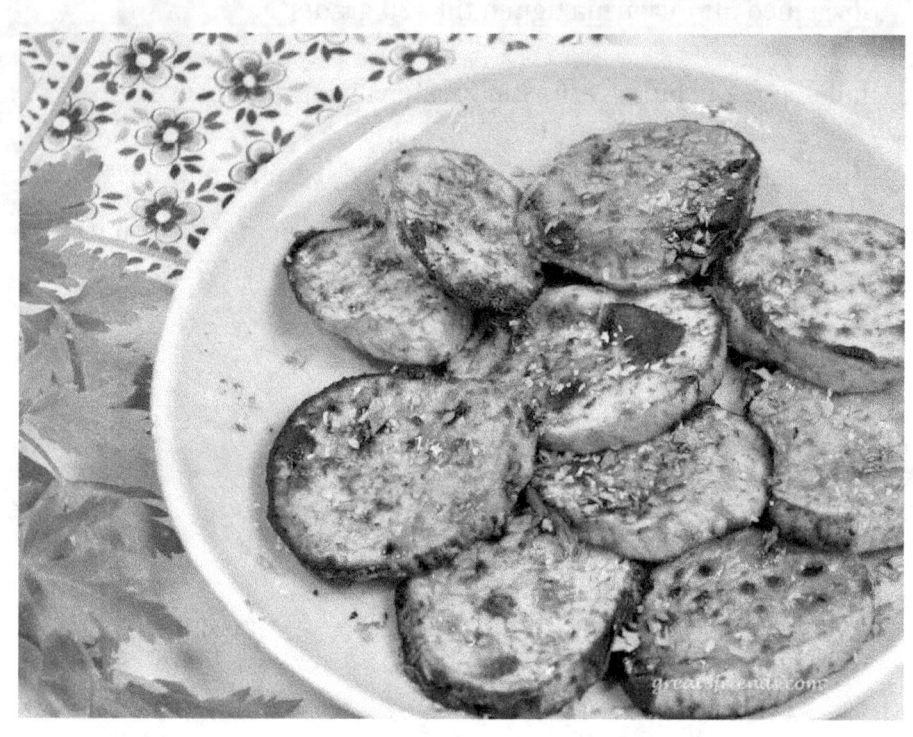

Lätt libanesiskt toum

(Färdigt på cirka 10 minuter | 6 portioner)

Portionsstorlek: Kalorier: 252; Fett: 27g; Kolhydrater: 3,1g; Protein: 0,4g

Ingredienser

2 vitlökhuvuden

1 tsk grovt havssalt

1½ koppar olivolja

1 citron, färskpressad

2 koppar morötter, skurna i tändstickor

Vägbeskrivning

Mal vitlöksklyftorna och saltet i en matberedare i en snabbmixer tills de är krämiga och slät, skrapa ner sidorna av skålen.

Tillsätt gradvis och långsamt olivoljan och citronsaften, blanda de två ingredienserna omväxlande för att göra en fluffig sås.

Rör om tills såsen tjocknar. Servera med morotsstavar och njut!

Avokado med kryddig ingefärssås

(Färdigt på cirka 10 minuter | 4 portioner)

Portionsstorlek: Kalorier: 295; Fett: 28,2g; Kolhydrater: 11,3g; Protein: 2,3g

Ingredienser

2 avokado, urkärnade och halverade

1 vitlöksklyfta, pressad

1 tsk färsk ingefära, skalad och hackad

2 matskedar balsamvinäger

4 msk extra virgin olivolja

Kosher salt och mald svartpeppar efter smak

Vägbeskrivning

Lägg avokadohalvorna på ett fat.

Blanda vitlök, ingefära, vinäger, olivolja, salt och svartpeppar i en liten skål. Fördela såsen mellan avokadohalvorna.

Smaklig måltid!

En blandning av kikärtssnacks

(Färdigt på cirka 30 minuter | 8 serverar)

Portionsstorlek: Kalorier: 109; Fett: 7,9 g; Kolhydrater: 7,4g; Protein: 3,4g

Ingredienser

1 kopp rostade kikärtor, avrunna

2 msk kokosolja, smält

1/4 kopp råa pumpafrön

1/4 kopp råa pekannötshalvor

1/3 kopp torkade körsbär

Vägbeskrivning

Torka kikärtorna med hushållspapper. Ringla kikärtor med kokosolja.

Baka kikärtorna i en förvärmd ugn vid 380 grader F i cirka 20 minuter, släng dem en eller två gånger.

Blanda kikärtor med pumpafrön och pekannötshalvor. Fortsätt att baka tills nötterna doftar, ca 8 minuter; svalna helt.

Tillsätt torkade körsbär och blanda ihop. Smaklig måltid!

Muhammaradip med en twist

(Färdigt på cirka 35 minuter | 9 serverar)

Portionsstorlek: Kalorier: 149; Fett: 11,5 g; Kolhydrater: 8,9 g; Protein: 2,4g

Ingredienser

3 röda paprika

5 matskedar olivolja

2 vitlöksklyftor, hackade

1 tomat, hackad

3/4 kopp ströbröd

2 matskedar melass

1 tsk malen spiskummin

1/4 solrosfrön, rostade

1 Maras-peppar, mald

2 matskedar tahini

Havssalt och rödpeppar efter smak

Vägbeskrivning

Börja med att förvärma ugnen till 400 grader F.

Lägg paprikorna på en plåt klädd med bakplåtspapper. Grädda i ca 30 minuter; skala paprikan och överför dem till en matberedare.

Värm under tiden 2 msk olivolja i en stekpanna på medelvärme. Fräs vitlök och tomater i cirka 5 minuter eller tills de är mjuka.

Tillsätt de stekta grönsakerna i matberedaren. Tillsätt resten av ingredienserna och mixa tills du får en krämig och slät konsistens.

Smaklig måltid!

Crostini med spenat, kikärter och vitlök

(Färdigt på cirka 10 minuter | 6 portioner)

Portionsstorlek: Kalorier: 242; Fett: 6,1 g; Kolhydrater: 38,5g; Protein: 8,9 g

Ingredienser

1 baguette, skivad

4 msk extra virgin olivolja

Havssalt och rödpeppar efter smak

3 vitlöksklyftor, hackade

1 dl kokta kikärter, avrunna

2 koppar spenat

1 matsked färsk citronsaft

Vägbeskrivning

Förvärm din broiler.

Pensla brödskivorna med 2 msk olivolja och strö över havssalt och röd peppar. Placera under förvärmd broiler i cirka 2 minuter eller tills de fått lite färg.

Blanda noggrant vitlök, kikärter, spenat, citronsaft och återstående 2 matskedar olivolja i en skål.

Bred ut kikärtsblandningen på varje rostat bröd. Smaklig måltid!

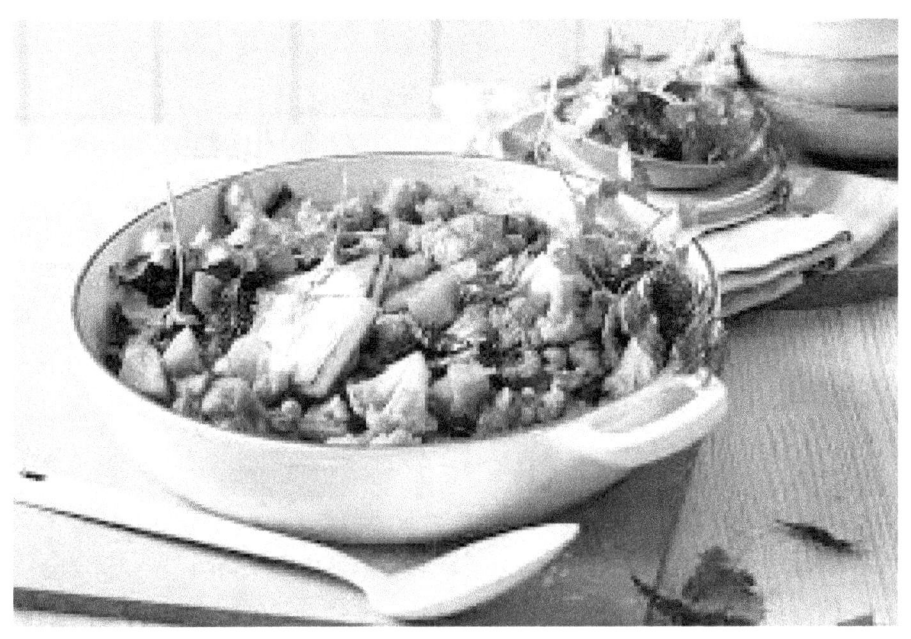

"Köttbullar" med svamp och cannellinibönor

(Färdigt på cirka 15 minuter | 4 portioner)

Portionsstorlek: Kalorier: 195; Fett: 14,1g; Kolhydrater: 13,2g; Protein: 3,9 g

Ingredienser

4 matskedar olivolja

1 dl svamp, hackad

1 schalottenlök, hackad

2 vitlöksklyftor, krossade

1 kopp cannellinibönor, konserverade eller kokta, avrunna

1 kopp quinoa, kokt

Havssalt och mald svartpeppar efter smak

1 tsk rökt paprika

1/2 tsk röd paprikaflingor

1 tsk senapsfrön

1/2 tsk torkad dill

Vägbeskrivning

Hetta upp 2 matskedar olivolja i en non-stick panna. När de är uppvärmda, koka svampen och schalottenlöken i 3 minuter eller tills de är mjuka.

Tillsätt vitlök, bönor, quinoa och kryddor. Rör om väl, forma sedan blandningen till jämna bollar med oljade händer.

Värm sedan de återstående 2 msk olivolja i en non-stick stekpanna på medelvärme. Efter uppvärmning steker du köttbullarna i cirka 10 minuter tills de är gyllenbruna på alla sidor.

Servera med cocktailpinnar. Smaklig måltid!

gurkrullar med hummus

(Färdigt på cirka 10 minuter | 6 portioner)

Portionsstorlek: Kalorier: 88; Fett: 3,6 g; Kolhydrater: 11,3g; Protein: 2,6g

Ingredienser

1 dl hummus, gärna hemgjord

2 stora tomater, tärnade

1/2 tsk röd paprikaflingor

Havssalt och mald svartpeppar efter smak

2 engelska gurkor skurna i skivor

Vägbeskrivning

Fördela hummusdippen mellan gurkringarna.

Strö dem med tomater; strö rödpepparflingor, salt och svartpeppar på varje gurka.

Servera väl kyld och njut!

Fyllda Jalapeño Bites

(Färdigt på cirka 15 minuter | 6 portioner)

Portionsstorlek: Kalorier: 108; Fett: 6,6 g; Kolhydrater: 7,3 g; Protein: 5,3g

Ingredienser

1/2 kopp råa solrosfrön, blötlagda över natten och avrunna

4 msk gräslök, hackad

1 tsk vitlök, hackad

3 matskedar näringsjäst

1/2 kopp krämig löksoppa

1/2 tsk cayennepeppar

1/2 tsk senapsfrön

12 jalapenopeppar, halverade och urkärnade

1/2 kopp ströbröd

Vägbeskrivning

Blanda råa solrosfrön, schalottenlök, vitlök, näringsjäst, soppa, cayennepeppar och senapsfrön i en matberedare eller snabbmixer tills de är väl kombinerade.

Lägg blandningen i jalapenopepparn och strö ströbröd över dem.

Baka i en förvärmd ugn vid 400 grader F i cirka 13 minuter eller tills paprikorna är mjuka. Servera varm.

Smaklig måltid!

Mexikanska lökringar

(Färdigt på cirka 35 minuter | 6 portioner)

Portionsstorlek: Kalorier: 213; Fett: 10,6 g; Kolhydrater: 26,2g; Protein: 4,3g

Ingredienser

2 medelstora lökar, skurna i ringar

1/4 kopp universalmjöl

1/4 kopp dinkelmjöl

1/3 kopp rismjölk, osötad

1/3 kopp ölöl

Havssalt och mald svartpeppar, krydda

1/2 tsk cayennepeppar

1/2 tsk senapsfrön

1 dl tortillachips, krossade

1 matsked olivolja

Vägbeskrivning

Börja med att förvärma ugnen till 420 grader F.

Blanda mjöl, mjölk och öl i en grund skål.

Blanda kryddorna med de krossade tortillachipsen i en annan grund skål. Doppa lökringarna i mjölblandningen.

Rulla dem sedan i kryddblandningen, tryck ner så att de blir väl belagda.

Lägg lökringarna på en bakplåtspappersklädd plåt. Pensla dem med olivolja och grädda i ca 30 minuter. Smaklig måltid!

Rostade rotfrukter

(Färdigt på cirka 35 minuter | 6 portioner)

Portionsstorlek: Kalorier: 261; Fett: 18,2g; Kolhydrater: 23,3g; Protein: 2,3g

Ingredienser

1/4 kopp olivolja

2 morötter, skalade och skurna i 1,5-tums bitar

2 palsternacka, skalade och skurna i 1,5-tums bitar

1 stjälk selleri, skalad och skuren i 1,5-tums bitar

1 pund sötpotatis, skalad och skuren i 1,5-tums bitar

1/4 kopp olivolja

1 tsk senapsfrön

1/2 tsk basilika

1/2 tsk oregano

1 tsk röd paprikaflingor

1 tsk torkad timjan

Havssalt och mald svartpeppar efter smak

Vägbeskrivning

Blanda grönsakerna med resten av ingredienserna tills de är väl täckta.

Baka grönsakerna i en förvärmd ugn vid 400 grader F i cirka 35 minuter, rör om halvvägs genom tillagningstiden.

Smaka av, krydda efter smak och servera varmt. Smaklig måltid!

Indisk hummus dip

(Färdig på cirka 10 minuter | Serverar 10)

Portionsstorlek: Kalorier: 171; Fett: 10,4 g; Kolhydrater: 15,3g; Protein: 5,4g

Ingredienser

20 uns konserverade eller kokta kikärtor, avrunna

1 tsk vitlök, hackad

1/4 kopp tahini

1/4 kopp olivolja

1 lime, färskpressad

1/4 tesked gurkmeja

1/2 tsk spiskumminpulver

1 tsk currypulver

1 tsk korianderfrön

1/4 kopp kikärtsvätska eller mer, om så önskas

2 msk färsk koriander, grovt hackad

Vägbeskrivning

Mixa kikärter, vitlök, tahini, olivolja, lime, gurkmeja, spiskummin, currypulver och korianderfrön i en mixer eller matberedare.

Mixa till önskad konsistens, tillsätt gradvis kikärtsvätska.

Ställ i kylen tills den ska serveras. Garnera med färsk koriander.

Servera med naanbröd eller grönsaksstavar om du vill. Smaklig måltid!

Bakad morot och böndipp

(Färdigt på cirka 55 minuter | 10 serveringar)

Portionsstorlek: Kalorier: 121; Fett: 8,3 g; Kolhydrater: 11,2g; Protein: 2,8g

Ingredienser

1 ½ pund morötter, skivade

2 matskedar olivolja

4 matskedar tahini

8 uns cannellinibönor, konserverade, avrunna

1 tsk vitlök, hackad

2 matskedar citronsaft

2 matskedar sojasås

Havssalt och mald svartpeppar efter smak

1/2 tsk paprika

1/2 tsk torkad dill

1/4 kopp pepitas, rostade

Vägbeskrivning

Börja med att förvärma ugnen till 390 grader F. Klä en långpanna med bakplåtspapper.

Kasta nu morötterna med olivoljan och lägg dem på den förberedda långpannan.

Grädda morötterna i cirka 50 minuter eller tills de är mjuka. Överför de bakade morötterna till skålen i en matberedare.

Tillsätt tahini, bönor, vitlök, citronsaft, sojasås, salt, svartpeppar, paprika och dill. Bearbeta tills dippen är krämig och enhetlig.

Garnera med rostade Pepitas och servera med valfria dippar. Smaklig måltid!

Snabb och enkel zucchini sushi

(Färdigt på cirka 10 minuter | 5 portioner)

Portionsstorlek: Kalorier: 129; Fett: 6,3 g; Kolhydrater: 15,9 g; Protein: 2,5g

Ingredienser

1 kopp ris, kokt

1 morot, riven

1 liten lök, riven

1 avokado, hackad

1 vitlöksklyfta, hackad

Havssalt och mald svartpeppar efter smak

1 medelstor zucchini, skuren i strimlor

Wasabisås, att servera

Vägbeskrivning

Blanda ris, morot, lök, avokado, vitlök, salt och svartpeppar noggrant i en skål.

Fördela fyllningen mellan zucchinistrimlorna och fördela jämnt. Rulla ihop zucchinin och servera med wasabisås.

Smaklig måltid!

körsbärstomater med hummus

(Färdigt på cirka 10 minuter | 8 serverar)

Portionsstorlek: Kalorier: 49; Fett: 2,5 g; Kolhydrater: 4,7g; Protein: 1,3g

Ingredienser

1/2 dl hummus, gärna hemmagjord

2 msk vegansk majonnäs

1/4 kopp schalottenlök, hackad

16 körsbärstomater, gröp ur fruktköttet

2 msk färsk koriander, hackad

Vägbeskrivning

Blanda hummus, majonnäs och schalottenlök noggrant i en skål.

Dela hummusen mellan tomaterna. Garnera med färsk koriander och servera.

Smaklig måltid!

Svamp bakade i ugnen

(Färdigt på cirka 20 minuter | 4 portioner)

Portionsstorlek: Kalorier: 136; Fett: 10,5 g; Kolhydrater: 7,6g; Protein: 5,6g

Ingredienser

1 ½ pund svamp, rensad

3 matskedar olivolja

3 vitlöksklyftor, hackade

1 tsk torkad oregano

1 tsk torkad basilika

1/2 tsk torkad rosmarin

Kosher salt och mald svartpeppar efter smak

Vägbeskrivning

Blanda svampen med resten av ingredienserna.

Lägg svampen på en bakplåtspappersklädd plåt.

Baka svampen i en förvärmd ugn vid 420 grader F i cirka 20 minuter eller tills de är mjuka och doftande.

Lägg upp svampen på ett fat och servera med cocktailstavar. Smaklig måltid!

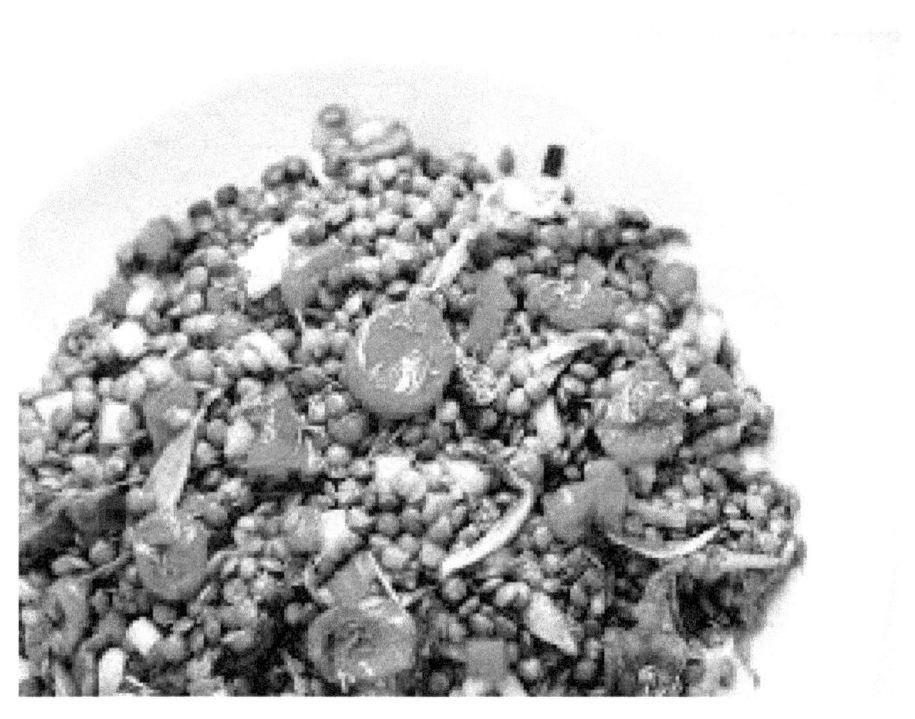

Ostgrönkålschips

(Färdigt på cirka 1 timme 30 minuter | 6 portioner)

Portionsstorlek: Kalorier: 121; Fett: 7,5 g; Kolhydrater: 8,4g; Protein: 6,5g

Ingredienser

1/2 kopp solrosfrön, blötlagda över natten och avrunna

1/2 kopp cashewnötter, blötlagda över natten och avrunna

1/3 kopp näringsjäst

2 matskedar citronsaft

1 tsk lökpulver

1 tsk vitlökspulver

1 tsk paprika

Havssalt och mald svartpeppar efter smak

1/2 kopp vatten

4 dl grönkål, riven i bitar

Vägbeskrivning

I en matberedare eller snabbmixer, blanda råa solrosfrön, cashewnötter, näringsjäst, citronsaft, lökpulver, vitlökspulver, paprika, salt, mald svartpeppar och vatten tills det är väl blandat.

Häll blandningen över grönkålsbladen och rör om tills det är väl täckt.

Grädda i en förvärmd ugn vid 220 grader F i cirka 1 timme och 30 minuter, eller tills den är knaprig.

Smaklig måltid!

Hummusbåtar med avokado

(Färdigt på cirka 10 minuter | 4 portioner)

Portionsstorlek: Kalorier: 297; Fett: 21,2g; Kolhydrater: 23,9 g; Protein: 6g

Ingredienser

1 matsked färsk citronsaft

2 mogna avokado, halverade och urkärnade

8 uns hummus

1 vitlöksklyfta, hackad

1 medelstor tomat, hackad

Havssalt och mald svartpeppar efter smak

1/2 tsk gurkmejapulver

1/2 tsk cayennepeppar

1 matsked tahini

Vägbeskrivning

Strö avokadohalvorna med färsk citronsaft.

Blanda hummus, vitlök, tomat, salt, svartpeppar, gurkmejapulver, cayennepeppar och tahini. Lägg fyllningen på avokadon.

Servera omedelbart.

Nacho fyllda svampar

(Färdigt på cirka 25 minuter | 5 portioner)

Portionsstorlek: Kalorier: 210; Fett: 13,4g; Kolhydrater: 17,7g; Protein: 6,9g

Ingredienser

1 dl tortillachips, krossade

1 kopp konserverade eller kokta svarta bönor, avrunna

4 matskedar veganskt smör

2 matskedar tahini

4 msk gräslök, hackad

1 tsk vitlök, hackad

1 jalapeño, hackad

1 tesked mexikansk oregano

1 tsk cayennepeppar

Havssalt och mald svartpeppar efter smak

15 medelstora svampar, rengjorda, med stjälkar borttagna

Vägbeskrivning

Blanda alla ingredienser, utom svamp, noggrant i en skål.

Fördela nachoblandningen mellan dina svampar.

Grädda i en förvärmd ugn på 350 grader F i cirka 20 minuter eller tills de är mjuka och genomstekta. Smaklig måltid!

Salladswraps med hummus och avokado

(Färdigt på cirka 10 minuter | 6 portioner)

Portionsstorlek: Kalorier: 115; Fett: 6,9 g; Kolhydrater: 11,6g; Protein: 2,6g

Ingredienser

1/2 kopp hummus

1 tomat, hackad

1 morot, hackad

1 medelstor avokado, urkärnad och tärnad

1 tesked vit vinäger

1 tsk sojasås

1 tsk agavesirap

1 msk Srirachasås

1 tsk vitlök, hackad

1 tsk ingefära, nyriven

Kosher salt och mald svartpeppar efter smak

1 huvud sallad, uppdelad i blad

Vägbeskrivning

Blanda hummus, tomat, morot och avokado ordentligt.
Kombinera vit vinäger, sojasås, agavesirap, Srirachasås, vitlök, ingefära, salt och svartpeppar.

Fördela fyllningen mellan salladsbladen, rulla ihop dem och servera med såsen vid sidan av.

Smaklig måltid!

rostad brysselkål

(Färdigt på cirka 35 minuter | 6 portioner)

Portionsstorlek: Kalorier: 151; Fett: 9,6 g; Kolhydrater: 14,5g; Protein: 5,3g

Ingredienser

2 pund brysselkål

1/4 kopp olivolja

Grovt havssalt och mald svartpeppar efter smak

1 tsk röd paprikaflingor

1 tsk torkad oregano

1 tsk torkad persilja

1 tsk senapsfrön

Vägbeskrivning

Blanda brysselkålen med resten av ingredienserna tills den är väl belagd.

Baka grönsakerna i en förvärmd ugn vid 400 grader F i cirka 35 minuter, rör om halvvägs genom tillagningstiden.

Smaka av, krydda efter smak och servera varmt. Smaklig måltid!

Sötpotatis Poblano Poppers

(Färdigt på cirka 25 minuter | 7 portioner)

Portionsstorlek: Kalorier: 145; Fett: 3,6 g; Kolhydrater: 24,9 g; Protein: 5,3g

Ingredienser

1/2 pund blomkål, putsad och tärnad

1 pund sötpotatis, skalad och tärnad

1/2 kopp cashewmjölk, osötad

1/4 kopp vegansk majonnäs

1/2 tsk currypulver

1/2 tsk cayennepeppar

1/4 tesked torkad dill

Hav och mald peppar efter smak

1/2 kopp färskt ströbröd

14 färska poblano-peppar, halverade, frön borttagna

Vägbeskrivning

Ånga blomkål och sötpotatis i cirka 10 minuter eller tills de är mjuka. Blanda dem nu med cashewmjölk.

Tillsätt vegansk majonnäs, currypulver, cayennepeppar, dill, salt och svartpeppar.

Lägg blandningen i paprikan och strö över ströbröd.

Baka i en förvärmd ugn vid 400 grader F i cirka 13 minuter eller tills paprikorna är mjuka.

Smaklig måltid!

Bakade zucchinichips

(Färdigt på cirka 1 timme 30 minuter | 7 portioner)

Portionsstorlek: Kalorier: 48; Fett: 4,2g; Kolhydrater: 2g; Protein: 1,7g

Ingredienser

1 pund zucchini, skuren i 1/8-tums tjocka skivor

2 matskedar olivolja

1/2 tsk torkad oregano

1/2 tsk torkad basilika

1/2 tsk röd paprikaflingor

Havssalt och mald svartpeppar efter smak

Vägbeskrivning

Blanda zucchinin med resten av ingredienserna.

Lägg zucchiniskivorna i ett enda lager på en bakplåtspappersklädd plåt.

Grädda i 235 grader F i cirka 90 minuter tills den är krispig och gyllene. Zucchinichipsen blir krispiga när de svalnar.

Smaklig måltid!

Autentisk libanesisk dipp

(Färdig på cirka 10 minuter | Serverar 12)

Portionsstorlek: Kalorier: 117; Fett: 6,6 g; Kolhydrater: 12,2g; Protein: 4,3g

Ingredienser

2 (15 ounce) burkar kikärter/garbanzobönor

4 matskedar citronsaft

4 matskedar tahini

2 matskedar olivolja

1 tesked ingefära-vitlökspasta

1 tsk libanesisk 7 kryddblandning

Havssalt och mald svartpeppar efter smak

1/3 kopp kikärtsvätska

Vägbeskrivning

Mixa kikärter, citronsaft, tahini, olivolja, ingefära vitlökspasta och kryddorna i en mixer eller matberedare.

Mixa till önskad konsistens, tillsätt gradvis kikärtsvätska.

Ställ i kylen tills den ska serveras. Servera med grönsaksstavar om så önskas. Smaklig måltid!

Veganska havreköttbullar

(Färdigt på cirka 15 minuter | 4 portioner)

Portionsstorlek: Kalorier: 284; Fett: 10,5 g; Kolhydrater: 38,2g; Protein: 10,4g

Ingredienser

1 kopp havregryn

1 kopp kokta eller konserverade kikärter

2 vitlöksklyftor, hackade

1 tsk lökpulver

1/2 tsk spiskumminpulver

1 tsk torkade persiljeflingor

1 tsk torkad mejram

1 matsked chiafrön indränkta i 2 matskedar vatten

Några droppar flytande rök

Havssalt och nymalen svartpeppar efter smak

2 matskedar olivolja

Vägbeskrivning

Blanda ingredienserna noggrant, förutom olivoljan. Rör om väl, forma sedan blandningen till jämna bollar med oljade händer.

Värm sedan upp olivoljan i en non-stick stekpanna på medelvärme. Efter uppvärmning steker du köttbullarna i cirka 10 minuter tills de är gyllenbruna på alla sidor.

Lägg upp köttbullarna på ett fat och servera med cocktailstavar. Smaklig måltid!

Båtar med paprika och mangosalsa

(Färdigt på cirka 5 minuter | 4 portioner)

Portionsstorlek: Kalorier: 74; Fett: 0,5 g; Kolhydrater: 17,6g; Protein: 1,6g

Ingredienser

1 mango, skalad, urkärnad, tärnad

1 liten schalottenlök, hackad

2 msk färsk koriander, hackad

1 röd chili, urkärnad och hackad

1 matsked färsk limejuice

4 paprikor, kärnade ur och halverade

Vägbeskrivning

Blanda mango, schalottenlök, koriander, röd chili och limejuice noggrant.

Häll blandningen över paprikahalvorna och servera genast.

Smaklig måltid!

Kryddig broccolibuktor med rosmarin

(Färdigt på cirka 35 minuter | 6 portioner)

Portionsstorlek: Kalorier: 135; Fett: 9,5 g; Kolhydrater: 10,9 g; Protein: 4,4g

Ingredienser

2 pund broccolibuktor

1/4 kopp extra virgin olivolja

Havssalt och mald svartpeppar efter smak

1 tesked ingefära-vitlökspasta

1 msk färsk rosmarin, hackad

1/2 tsk citronskal

Vägbeskrivning

Blanda broccolin med resten av ingredienserna tills den är väl täckt.

Baka grönsakerna i en förvärmd ugn vid 400 grader F i cirka 35 minuter, rör om halvvägs genom tillagningstiden.

Smaka av, krydda efter smak och servera varmt. Smaklig måltid!

Krispiga bakade rödbetschips

(Färdigt på cirka 35 minuter | 6 portioner)

Portionsstorlek: Kalorier: 92; Fett: 9,1 g; Kolhydrater: 2,6g; Protein: 0,5g

Ingredienser

2 rödbetor, skalade och skurna i 1/8-tums tjocka skivor

1/4 kopp olivolja

Havssalt och mald svartpeppar efter smak

1/2 tsk röd paprikaflingor

Vägbeskrivning

Häll i rödbetsskivorna med resterande ingredienser.

Lägg rödbetsskivorna i ett enda lager på en bakplåtspappersklädd plåt.

Grädda i 400 grader F i cirka 30 minuter tills den är knaprig. Smaklig måltid!

Rå blandad blåbärssylt

(Färdigt på cirka 1 timme 5 minuter | 10 serveringar)

Portionsstorlek: Kalorier: 57; Fett: 1,6 g; Kolhydrater: 10,7g; Protein: 1,3g

Ingredienser

1/4 pund färska hallon

1/4 pund färska jordgubbar, skalade

1/4 pund färska björnbär

2 msk citronsaft, färskpressad

10 urkärnade dadlar

3 matskedar chiafrön

Vägbeskrivning

Mixa alla ingredienser i en mixer eller matberedare.

Låt stå i ca 1 timme, rör om då och då.

Förvara sylt i steriliserade burkar i kylen i upp till 4 dagar.
Smaklig måltid!

Grundläggande hemlagad tahini

(Färdig på cirka 10 minuter | Serverar 16)

Portionsstorlek: Kalorier: 135; Fett: 13,4g; Kolhydrater: 2,2g; Protein: 3,6g

Ingredienser

10 uns sesamfrön, skalade

3 matskedar rapsolja

1/4 tsk kosher salt

Vägbeskrivning

Rosta sesamfröna i en non-stick panna i cirka 4 minuter, rör hela tiden. Kyl sesamfröna helt.

Överför sesamfröna till skålen på en matberedare. Bearbeta i ca 1 minut.

Tillsätt olja och salt och blanda i ytterligare 4 minuter, skrapa ner botten och sidorna av skålen.

Förvara tahini i kylen i upp till 1 månad. Smaklig måltid!

Hemlagad grönsaksfond

(Färdigt på cirka 55 minuter | 6 portioner)

Portionsstorlek: Kalorier: 68; Fett: 4,4g; Kolhydrater: 6,2g; Protein: 0,8g

Ingredienser

2 matskedar olivolja

1 dl lök, hackad

2 dl morötter, skivade

1 dl selleri, hackad

4 vitlöksklyftor, hackade

2 kvistar rosmarin, hackad

2 kvistar timjan, hackad

1 lager

1 tsk blandade pepparkorn

Havssalt efter smak

6 glas vatten

Vägbeskrivning

Värm oljan på medelvärme i en tjockbottnad gryta. Stek nu grönsakerna i cirka 10 minuter, rör om då och då för att säkerställa en jämn tillagning.

Tillsätt vitlöken och kryddorna och fortsätt koka i 1 minut eller tills det doftar.

Tillsätt vatten, öka värmen och koka i ytterligare 40 minuter.

Placera en sil över en stor skål och klä den med gasväv. Häll i buljongen och kassera det fasta ämnet.

Smaklig måltid!

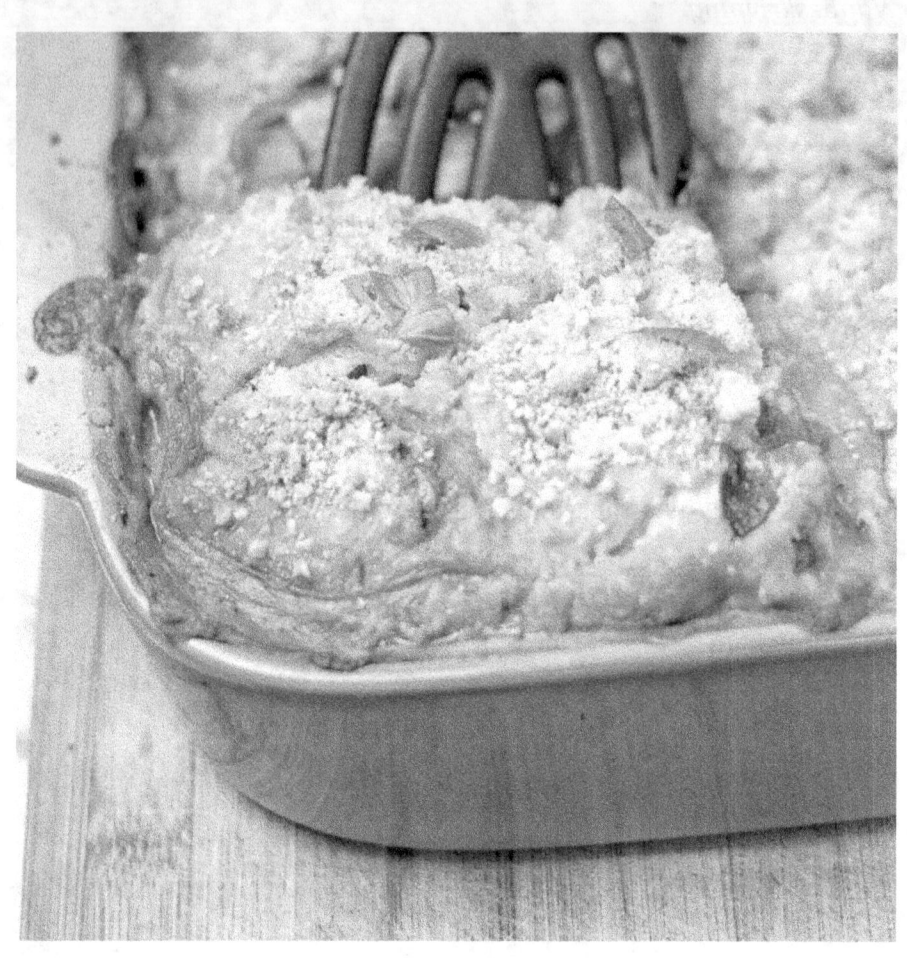

10 minuter baskola

(Färdig på cirka 10 minuter | Serverar 10)

Portionsstorlek: Kalorier: 183; Fett: 7,7 g; Kolhydrater: 30g; Protein: 0g

Ingredienser

1/4 kopp kokosolja

1 ½ dl strösocker

1/3 tsk grovt havssalt

1/3 kopp vatten

2 matskedar mandelsmör

Vägbeskrivning

Smält kokosolja och socker i en kastrull i 1 minut.

Vispa i resten av ingredienserna och fortsätt koka tills allt är helt införlivat och karamellen är djupt gyllene.

Smaklig måltid!

Pålägg av hasselnötschokladfudge

(Färdigt på cirka 25 minuter | Serverar 16)

Portionsstorlek: Kalorier: 207; Fett: 20,4g; Kolhydrater: 5,4g; Protein: 4,6g

Ingredienser

1 pund valnötter

1 uns kokosolja, smält

2 matskedar majsmjöl

4 matskedar kakaopulver

En nypa riven muskotnöt

1/3 tsk mald kanel

Nypa salt

Vägbeskrivning

Rosta valnötterna i en förvärmd ugn vid 350 grader F i cirka 10 minuter, tills nötterna är doftande och lätt brynt.

Mal valnötterna i en matberedare eller snabbmixer. Bearbeta dem sedan i ytterligare 5 minuter, skrapa sidorna och botten av skålen; boka.

Smält kokosoljan på medelvärme. Tillsätt majsmjölet och fortsätt koka tills blandningen börjar koka.

Skruva upp värmen, tillsätt kakao, muskotnöt, kanel och salt; fortsätt koka, rör om då och då, i cirka 10 minuter.

Tillsätt malda valnötter, blanda och förvara i en glasburk. Njut av!

Cashew färskost

(Färdigt på cirka 10 minuter | 6 portioner)

Portionsstorlek: Kalorier: 197; Fett: 14,4g; Kolhydrater: 11,4g; Protein: 7,4g

Ingredienser

1 ½ kopp cashewnötter, blötlagda över natten och avrunna

1/3 kopp vatten

1/4 tsk grovt havssalt

1/4 tesked torkad dill

1/4 tsk vitlökspulver

2 matskedar näringsjäst

2 probiotiska kapslar

Vägbeskrivning

Mixa cashewnötterna och vattnet i en mixer tills det blir krämigt och enhetligt.

Tillsätt salt, dill, vitlökspulver och näringsjäst; fortsätt blanda tills allt är väl blandat.

Häll blandningen i en steriliserad glasburk. Tillsätt det probiotiska pulvret och blanda med en träslev (inte metall!)

Täck burken med en ren kökshandduk och låt den jäsa på köksbänken i 24-48 timmar.

Förvaras i kylen i upp till en vecka. Smaklig måltid!

Hemlagad chokladmjölk

(Färdigt på cirka 10 minuter | 4 portioner)

Portionsstorlek: Kalorier: 79; Fett: 3,1 g; Kolhydrater: 13,3g; Protein: 1,3g

Ingredienser

4 teskedar cashewnötssmör

4 glas vatten

1/2 tsk vaniljpasta

4 teskedar kakaopulver

8 urkärnade dadlar

Vägbeskrivning

Lägg alla ingredienser i skålen på en snabbmixer.

Bearbeta för att få en krämig, enhetlig och slät konsistens.

Förvaras i glasflaska i kylen i upp till 4 dagar. Njut av!

Traditionell koreansk Buchimgae

(Färdigt på cirka 20 minuter | 4 portioner)

Portionsstorlek: Kalorier: 315; Fett: 19g; Kolhydrater: 26,1g; Protein: 9,5g

Ingredienser

1/2 kopp universalmjöl

1/2 kopp kikärtsmjöl

1/2 tsk bakpulver

1 tsk vitlökspulver

1/4 tsk malen spiskummin

1/2 tsk havssalt

1 morot, skalad och riven

1 liten lök, finhackad

1 kopp Kimchi

1 grön chili, hackad

1 linägg

1 matsked bönpasta

1 kopp rismjölk

4 matskedar rapsolja

Vägbeskrivning

Blanda mjöl, bakpulver och kryddor ordentligt. I en separat skål, kombinera morötter, lök, kimchi, grön chili, linfrön, bönpasta och rismjölk.

Tillsätt grönsaksblandningen till den torra mjölblandningen; rör om så att det blandas väl.

Värm sedan upp oljan i en stekpanna på medelvärme. Stek de koreanska pannkakorna i 2 till 3 minuter på varje sida tills de är knapriga.

Smaklig måltid!

www.ingramcontent.com/pod-product-compliance
Lightning Source LLC
Chambersburg PA
CBHW071238080526
44587CB00013BA/1672